Delia Luisa Sánchez Pacheco
Carlos Manuel González Brizuela
Alina Márquez Chacón

Inmunoterapia sublingual alérgeno específica

Delia Luisa Sánchez Pacheco
Carlos Manuel González Brizuela
Alina Márquez Chacón

Inmunoterapia sublingual alérgeno específica

Aplicacón sobre la base de ácaros en la asma bronquial

Editorial Académica Española

Imprint

Any brand names and product names mentioned in this book are subject to trademark, brand or patent protection and are trademarks or registered trademarks of their respective holders. The use of brand names, product names, common names, trade names, product descriptions etc. even without a particular marking in this work is in no way to be construed to mean that such names may be regarded as unrestricted in respect of trademark and brand protection legislation and could thus be used by anyone.

Cover image: www.ingimage.com

Publisher:
Editorial Académica Española
is a trademark of
Dodo Books Indian Ocean Ltd. and OmniScriptum S.R.L publishing group

120 High Road, East Finchley, London, N2 9ED, United Kingdom
Str. Armeneasca 28/1, office 1, Chisinau MD-2012, Republic of Moldova, Europe
Printed at: see last page
ISBN: 978-613-9-43863-1

RESUMEN

El libro responde a una investigación de corte epidemiológico, observacional, analítica de casos y controles, para identificar variaciones en la efectividad de la inmunoterapia sublingual alergeno específica con ácaros, en pacientes asmáticos persistentes que asistieron a la consulta de Alergología del Hospital Provincial Clínico "Saturnino Lora" de la Provincia Santiago de Cuba, en el período comprendido de enero 2022 al 2024. El universo está integrado por todos los pacientes que acudieron a la consulta externa del Servicio de Alergología y cumplieron con los criterios de inclusión y exclusión establecidos. Para la selección de la muestra se utilizó el muestreo aleatorio simple, conformándose dos grupos: estudio y control, participando en el estudio un total de 132 pacientes, el grupo estudio utiliza la inmunoterapia sublingual con ácaros como parte del tratamiento, 44 pacientes y el grupo control solamente emplea tratamiento farmacológico, 88 pacientes. La información se procesa a través del sistema estadístico SPSS versión 11.5 para Windows, presentándose mediante tablas y gráficos, se utilizan medidas de resumen. Para identificar la asociación estadísticamente significativa fue utilizado el test Ji cuadrado de Homogeneidad. Se concluye que la inmunoterapia sublingual produce variaciones que respondieron a disminución en la sintomatología, reducción de las visitas a servicios de urgencias médicas, menor utilización de medicación de rescate y controladora, disminución en la eosinofilia nasal; presentaron además menos ausentismo laboral y solamente se reportaron reacciones adversas locales, lo que influyó de manera positiva en el control y mejoramiento de la calidad de vida de estos pacientes.

ÍNDICE

INTRODUCCIÓN

La inmunoterapia consiste en la administración de dosis crecientes de un extracto alergénico vinculado con el proceso alérgico con el propósito de lograr tolerancia clínica e inmunológica.[1-4]

La misma aunque controversial y discutida sigue siendo en la actualidad la única cura potencial para algunas enfermedades alérgicas como la rinoconjuntivitis, el asma y la picadura de himenópteros.[2,3] Las recomendaciones de los organismos profesionales varían desde la aceptación cautelosa (Weeke 1991) al rechazo rotundo (Henry 1990).[5,6]

Los orígenes de la inmunoterapia se remontan a los primeros estudios de inmunización que realizaron Pasteur y Edward Jenner en 1796 que extrajo pus de la mano de una ordeñadora que había contraído viruela y se lo inoculó a un niño de ocho años, que desarrolló síntomas locales leves, aproximadamente mes y medio después se le inocula la temida enfermedad y no la padece, por lo que se demostró la protección que ofreció la vacuna; así mismo otros estudiosos condujeron al desarrollo de vacunas muy eficaces que han erradicado virtualmente una amplia variedad de enfermedades, como la viruela, poliomielitis, fiebre amarilla, difteria, tétanos y tos ferina.[7-10]

La inmunoterapia para el tratamiento de enfermedades alérgicas se basa en los trabajos de Noon y Freeman, quienes en 1911 intentaron la inmunización de pacientes con fiebre del heno por hierba (toxina del polen), mediante inyecciones seriadas subcutáneas de extracto de polen de hierba, calculadas en base al peso (unidades Noon), en su opinión el mecanismo de acción consistía en la producción de una antitoxina contra una toxina polínica, introdujeron de esta forma la inmunoterapia estacional.[6,7]

Freeman en 1914 publicó el primer ensayo de inmunoterapia en 84 pacientes tratados con polen de pasto y reportó la inmunidad adquirida por lo menos de un año de que el tratamiento fue descontinuado.[7,8]

En 1921, Prausnitz y Kustner descubrieron cierto factor sérico que transfería el habón alérgico y las reacciones inflamatorias de un individuo a otro.[9-12] Siguieron investigadores como Cooke y Coca que en 1923 introdujeron el término de atopia, y reportaron la presencia de anticuerpos que los llamaron "reaginas", demostraron además que los pacientes sometidos a tratamiento con inyecciones de alérgenos desarrollaron posteriormente anticuerpos bloqueadores teniendo la capacidad de inhibir la reacción de transferencia pasiva. Se demostró posteriormente que este anticuerpo era una inmunoglobulina G.[13-16]

Al descubrirse en 1967 por Ishizaka y Johansson,[6] la inmunoglobulina denominada IgE como la reagina descrita anteriormente se establece su papel principal en la inflamación en las enfermedades alérgicas. El significado de la IgE específica en el diagnóstico por medio de las pruebas cutáneas y las determinaciones in vitro y su neutralización por medio de la inmunoterapia. Estas investigaciones permitieron definir en la actualidad a la alergia como una reacción de hipersensibilidad iniciada por mecanismos inmunológicos y mediados por anticuerpos o células.[7, 17-21]

La inmunoterapia específica es una de las piedras angulares del tratamiento de la alergia respiratoria, junto con el tratamiento farmacológico y evitar los alérgenos, la misma ha sido durante mucho tiempo, un tratamiento polémico para el asma. [2, 6, 7] Desde su introducción hace un siglo (1911),[6] se administra por vía subcutánea, considerada como la vía de administración convencional, pero durante las últimas dos décadas, la vía sublingual se introdujo gradualmente en la práctica clínica, con el objetivo principal de mejorar la seguridad y la comodidad.[4-7]

La eficacia de la inmunoterapia sublingual se demostró en numerosos ensayos clínicos y se confirmó por varios metaanálisis.[1, 3-8] A pesar de que algunos aspectos todavía necesitan aclararse, la misma se considera como una opción terapéutica adecuada, y se utiliza ampliamente en Europa y otros países de diferentes latitudes geográficas.[4, 6, 8, 22-25]

Abramson y colaboradores en 1995 publican la primera meta-análisis sobre la eficacia de la inmunoterapia con alérgenos específicos en el tratamiento del asma y en 1999 informan sobre su último meta-análisis sobre Inmunoterapia, en el que incluyen 62 trabajos publicados entre 1954 y 1998, con irrefutables resultados en torno al tema.[5-11]

Las pruebas cutáneas son descritas por primera vez en 1873 por Blackley, y son base para la inmunoterapia específica, siguen Von Pirquet, Noon y Freeman, Cooke con la escarificación, el rasguño y más recientemente por el propio Pepys en 1970 con la técnica del prick test modificada.[4, 10, 26 - 30]

En nuestro país el ejercicio de la Alergología comienza en la década del 40, practicada por un veintena de médicos de los cuales no todos eran alergólogos, la Sociedad Cubana de Alergia se funda en el año 1949, ya para 1960 se comienza la producción de vacunas de polvo doméstico, y no es hasta el año 1967 que el Dr. Fernández de Castro propone el uso de vacunas bacterianas con microorganismos de nuestro medio.[8, 31-35]

El 4 de Mayo de 1973 se gradúan los primeros 6 especialistas en alergología en nuestro país, abordándose dentro de los temas de tesis la "Hiposensibilización sublingual".[8, 33, 36, 37]

En 1992 se funda el Centro Nacional de Biopreparados (BIOCEN) y desde el 2002 se cuenta con la producción de extractos alergénicos para diagnóstico por punción, y desde 2005 para vacunas terapéuticas (inmunoterapia), registrados como VALERGEN®, único fabricante a escala industrial de este tipo de productos en Cuba y son los primeros productos alergénicos estandarizados registrados en América Latina.

En 2007 comienza su distribución en la red nacional de medicamentos y en 2008 se incluye oficialmente en el cuadro básico de medicamentos.[37-40]

Estos son productos estandarizados en unidades biológicas de las especies de ácaros más comunes en el ambiente tropical y subtropical, con una presentación liofilizada que garantiza una estabilidad absoluta del producto en su composición y potencia, dentro de los que se encuentran los ácaros dermetophagoides pteronyssinus, dermatophagoides siboney y blomia tropicalis utilizados ampliamente en nuestros servicios alergológicos. [39,40]

La inmunoterapia sublingual induce modificaciones profundas en la respuesta inmune a los alérgenos que involucran a las células T reguladoras, las citosinas y las células efectoras.[29, 30] Este complejo mecanismo de acción tiene como resultante la reducción de los fenómenos inflamatorios en los órganos diana, con una acción multiorgánica, duradera, preventiva e inductora de tolerancia clínica e inmunológica. [1-3, 12, 13, 17, 21]

Se ha planteado que durante la inmunoterapia sublingual las células de Langerhans (dendríticas) capturan al alérgeno en la mucosa oral donde expresan de forma natural, receptores de alta y de baja afinidad para la inmunoglobulina E y producen IL-10 y TGF-β y por consiguiente actúan sobre la producción de células T, subsecuentemente esas células maduran y migran a nódulos linfáticos proximales. Esos nódulos linfáticos locales pueden favorecer la producción de anticuerpos IgG bloqueadores y la inducción de linfocitos con función supresora. [11, 12, 21, 23-25]

Los cambios que se inducen en la respuesta inmune dan lugar a propiedades especiales no compartidas por los medicamentos, como el efecto preventivo y la persistencia a largo plazo de los beneficios clínicos después de la interrupción de la inmunoterapia, por lo que se plantea la modificación de la trayectoria natural de la enfermedad en lo que se refiere al efecto protector contra el desarrollo de nuevas sensibilizaciones. [2, 4, 8, 31-34]

La eficacia de la inmunoterapia administrada por vía oromucosa viene siendo discutida desde hace unos años. En el último bienio, han sido publicados varios estudios que apoyan su utilidad para el tratamiento de la rinoconjuntivitis y el asma bronquial de causa alérgica, tanto en niños como en adultos. La administración del extracto alergénico, es con permanencia a nivel sublingual durante uno o dos minutos y posteriormente debe ser tragada, por lo que una parte del extracto se absorbe también a nivel gástrico. [5-7, 31, 32]

El hecho de que la inmunoterapia sublingual precisa, para ser eficaz, que el extracto sea deglutido indica que el sistema inmunológico del aparato digestivo también juega un papel relevante. [31-33]

Los alérgenos son administrados para su absorción a través de la superficie de la mucosa oral, la cual es considerada privilegiada inmunológicamente dado que la misma se mantiene en contacto constante con innumerables antígenos provenientes de alimentos, flora comensal y diversos microorganismos patogénicos que entran en contacto a este nivel, por lo que induce una forma especial de tolerancia inmunológica, disminuyendo la respuesta efectora local. [20, 23-26, 34]

El objetivo que se persigue con la inmunoterapia debe ser controlador y particular:

- **Controlador (global):** La inmunoterapia forma parte del tratamiento de la alergia como factor etiológico, pero se debe complementar con un control ambiental adecuado y con el tratamiento preventivo y sintomático adecuado.
- **Particular:** Todas las medidas de control ambiental y de tratamientos preventivos y sintomáticos deben ser ajustadas a las necesidades del paciente en particular y en cada momento del proceso. [18, 29, 31-35]

La inmunoterapia sublingual abre nuevas vías para perfeccionar el tratamiento del asma y mejora la calidad de vida de los pacientes, es desarrollada con el fin de aumentar la seguridad y adherencia al tratamiento, cobrando cada día más potencia, basándose en datos experimentales. La Organización Mundial de la Salud (OMS) y la EAACI/ESPACI la han aceptado como una alternativa viable. [11, 29, 30-35]

Es utilizada ampliamente en el último quinquenio en diferentes países tales como Italia, China, Japón, Reino Unido, México, entre otros. [41-44]

El Asma Bronquial ha ocupado ininterrumpidamente la atención médica desde la antigüedad, (460-130 a.n.e.) fue referida por Hipócrates, Galeno y Areteo de Capadocia. Celso (30 a.n.e), dio tal nombre a la ¨falta de aire moderada¨ que presentaban los soldados al realizar ejercicios. [8, 19]

Se calcula que en todo el mundo hay 300 millones de personas con esta enfermedad, los costos de salud relacionados con el asma se estimaron en 11.5 millones de dólares en costos directos y 4.6 millones en cuanto a costos indirectos. [19, 35, 43]

El número de años perdidos, ajustados por discapacidad, se calculan en unos 15 millones por año en el mundo, una de 250 muertes se deben al asma bronquial, con costos económicos directos e indirectos considerables. Con un aumento proyectado de la población urbana mundial, del 45 al 59% para el 2025, existirán más de 100 millones adicionales de asmáticos.[18, 19]

En el año 2008 se encontró en nuestro país una tasa de prevalencia de 87,4 por 1 000 habitantes, con un estimado de 980 210 pacientes asmáticos, lo cual según la cantidad de habitantes en el país, da un índice de prevalencia de asma de 8,7 %.[35, 38]

Los padecimientos alérgicos son el resultado de una compleja interacción entre factores genéticos y medioambientales. El incremento de la evidencia experimental indica que la exposición continua, seguida por la sensibilización a ácaros del polvo casero, es la causa primaria de asma de origen alérgico en muchas partes del mundo.[37-41]

La distribución de los mismos en el medio ambiente de los humanos, está influenciada por numerosos factores como: la ubicación geográfica, el clima, estilos de vida, características de las construcciones y el grado de modernización e industrialización, como consecuencia su prevalencia mundial es variable.[21, 22, 40-44]

Se ha demostrado el papel de los alérgenos inhalables (aeroalergenos) en la exacerbación de las alergias respiratorias, y dentro de estos el de los alérgenos perennes, siendo en este grupo los ácaros los de mayor interés; son artóprodos microscópicos de 0,3 mm de longitud, ciegos, fotofóbicos, emparentados taxonómicamente con arañas y garrapatas, que pueden ser agrupados en: domésticos, de almacenamiento y menores.[21, 22, 38, 40-44]

Se pueden encontrar en el polvo casero en un 80%, considerándose que la concentración promedio es de 61 ácaros por gramo de polvo, se han aislado numerosas especies pero desde el punto de vista alergénico tienen mayor importancia el Dermatophagoides pteronyssinus y el Dermatophagoides farinae, con sus alergenos principales *Der* p I y II y *Der* f I y II respectivamente.

Los ácaros cohabitan con el hombre en el ambiente doméstico, fundamentalmente en el polvo acumulado en las camas, colchones, ropas, muebles tapizados y alfombras. En nuestro país predomina el primero y en Norteamérica el segundo, aunque presentan reacción cruzada entre ellos, todo lo cual se ve condicionado por la elevada humedad relativa durante todo el año lo que condiciona que también proliferen los ácaros de almacenamiento. Los dos principales factores que determinan el crecimiento y viabilidad de los ácaros son la humedad y la temperatura ambiental.[15, 21, 22]

Las condiciones óptimas para el crecimiento de los ácaros son una temperatura de 20-25 °C y una humedad relativa del 75-85%, son mucho menos prevalentes en regiones secas y frías, en contraste con las zonas de litoral húmedas y templadas, contando nuestro país en su condición de isla tropical con el entorno idóneo para la proliferación de los mismos.[21, 22, 32, 34, 35-40, 44-48]

La asociación entre hipersensibilidad a aeroalérgenos ambientales y asma es conocida desde hace mucho tiempo. En la actualidad, en que en la definición del asma bronquial tiene especial interés la inflamación de las vías aéreas, se ha demostrado que la inhalación de aeroalérgenos, en cantidad y tiempo suficiente en individuos sensibilizados, es capaz de inducir inflamación. [49-52]

La exposición al alérgeno y la consiguiente respuesta inmunoinflamatoria en las vías aéreas son fenómenos que establecen una relación causa-efecto evidente entre exposición y enfermedad asmática. [53,54]

La variación en la cantidad de aeroalérgenos inhalada en el transcurso del tiempo, modifica el grado de inflamación e hiperreactividad bronquial y modula la intensidad de los síntomas pudiendo desencadenar crisis asmática. Es necesario conocer la sensibilización o no de un paciente determinado a los aeroalérgenos habituales, así como la presión alergénica experimentada por el sujeto en el transcurso del tiempo.[10, 21, 22, 32, 34-38, 48-50]

En la práctica diaria, por lo general, la eficacia de la inmunoterapia se comprueba por la reducción de los síntomas de la enfermedad que precisó el tratamiento específico (asma, rinitis, rinoconjuntivitis) y/o por haber disminuido la necesidad de utilizar medicamentos para combatir los síntomas.[5, 6, 21, 24-26]

La inmunoterapia sublingual alérgeno específica en el asma bronquial, es de reciente introducción, es una vía de administración que simplifica el tratamiento, ya que puede efectuarse en el domicilio por el propio paciente y los efectos adversos se limitan casi exclusivamente al ámbito local, estando exenta de reacciones anafilácticas graves.[34, 40, 44, 47, 49]

Diversos estudios avalan su eficacia, pero faltan trabajos que demuestren la acción sobre la respuesta inmunitaria anómala de los pacientes. La variación de los niveles séricos de IgE total y específica y de IgG4 tras un tiempo de tratamiento ha sido evaluada por diversos autores, pero los resultados son contradictorios y, por consiguiente, no definitivos.[49, 51-52]

En nuestro medio, no estamos ajenos al comportamiento global de las enfermedades alérgicas y en especial del asma bronquial, la misma con una prevalencia elevada en nuestro país y en Santiago de Cuba; el número creciente de pacientes que la padecen en todos los grupos de edades con necesidad de tratamientos de rescate cada vez más frecuentes y a elevadas dosis, el desarrollo de corticodependencia y resistencia, aumento considerable de factores desencadenantes generalmente relacionados con los cambios climatológicos y ambientales, la polución y urbanización desmedidas, motivan la pertinencia de este estudio.

La consulta de alergología del Hospital Provincial "Saturnino Lora", creada desde 1974, atendió en el primer semestre del presente año 4142 pacientes, de los cuales el 35% padece asma bronquial con diferentes niveles de severidad, de estos reciben inmunoterapia convencional por vía subcutánea con VALERGEN un 8%, no habiéndose realizado estudios que evalúen la eficacia de la inmunoterapia por vía sublingual con ácaros en pacientes asmáticos adultos.

Esta modalidad que se comenzó a utilizar en el servicio en Septiembre del 2010; brecha epistemológica que genera la presente investigación. Con estos antecedentes, desde el modelo holístico configuracional planteamos como **Problema Científico:** Deficiencias en el manejo integral al paciente asmático adulto, que evidencian la necesidad de demostrar la efectividad de la Inmunoterapia sublingual alérgeno específica con ácaros en pacientes asmáticos clasificados como persistentes leves y moderados desde el punto de vista clínico evolutivo, como una alternativa asequible que contribuirá a un mejor control de la enfermedad y que repercutirá de manera positiva en la calidad de vida de estos pacientes.

OBJETIVO

Identificar variaciones en la efectividad de la Inmunoterapia sublingual alérgeno específica con ácaros en pacientes asmáticos persistentes atendidos en la Consulta de Alergología del Hospital Provincial Saturnino Lora en el período comprendido de Enero del 2022 al 2024.

DISEÑO METODOLÓGICO DE LA INVESTIGACIÓN

Consideraciones bioéticas

Para la realización de la presente investigación se tomaron en cuenta todos los cuidados éticos, respetando en todo momento la individualidad de cada paciente, se mantuvo total confidencialidad sobre los resultados obtenidos en las encuestas, se partió de una revisión detallada de las historias clínicas individuales y una vez realizado el muestreo, se procedió a realizar la solicitud de consentimiento informado (Anexo I) para participar en la investigación.

Se parte del principio de lograr en todos los pacientes una información completa con elementos ofrecidos por la autora del trabajo de manera adecuada y veraz utilizando un lenguaje claro y terminología comprensible para ofrecer información suficiente en cantidad y profundidad, todo lo cual posibilitó la comprensión del alcance y las consecuencias que tiene la participación en la investigación.

Se tuvo en cuenta que el individuo comprendiera la información proporcionada desde su ángulo, en función de su inteligencia, habilidad de razonamiento, madurez y lenguaje, en todo momento primó el principio de la voluntariedad permitiendo a los pacientes tener la posibilidad de decidir libremente si deseaban o no continuar en la investigación.

No existió en ningún momento coacción a la hora de tomar decisiones, dando cumplimiento a los principios éticos avalados internacionalmente. La investigación recibió aprobación por los Comité de ética para la Investigación científica y Consejo Científico del Hospital Provincial Saturnino Lora.

Características generales de la investigación

Se realiza una investigación en Salud Pública de corte epidemiológico, observacional, analítica de casos y controles para identificar variaciones en la efectividad de la inmunoterapia sublingual alérgeno específica con ácaros, en pacientes asmáticos persistentes leves y moderados que asisten a la consulta de Alergología del Hospital Provincial Clínico Quirúrgico Docente Saturnino Lora de la Provincia Santiago de Cuba, en el período comprendido de Enero 2022 al 2024.

Metódica

El **universo** estuvo integrado por todos los pacientes que acudieron a la consulta externa del Servicio de Alergología del Hospital Provincial Saturnino Lora, en el período comprendido de Enero del 2022 al 2024, con el diagnóstico de asma bronquial persistente leve y moderada, que cumplieron con los siguientes criterios de inclusión:

Criterios de Inclusión:
- Pacientes que residan en el área objeto de estudio.
- Pacientes con antecedentes de Asma Bronquial persistente leve y moderada con seguimiento y tratamiento regular en nuestro servicio de Alergología.
- Pacientes de ambos sexos con edades comprendidas entre 20 y 59 años de edad.
- Pacientes con pruebas cutáneas por punción con Valergen DP, DS o BT 1/20 000 UB ≥ 3 mm (sensibilización a ácaros de nuestro medio).

Se excluyen del estudio:
- Pacientes con enfermedades crónicas no transmisibles descompensadas: neoplásicas, colagenopatías, hipertensión arterial, cardiopatías, nefropatías, trastornos psiquiátricos, inmunodeficiencias.
- Pacientes tratados en los dos últimos años con extractos alergénicos de ácaros o polvo.
- Pacientes que suspendieron la inmunoterapia por más de 30 días, con antecedentes de reacciones adversas previas sistémicas severas a las pruebas cutáneas o a la inmunoterapia.
- Embarazadas.
- Pacientes con contraindicación al uso de la adrenalina, o que empleen beta bloqueadores como tratamiento regular e insustituible.

Para la selección de la muestra se utilizó el muestreo aleatorio simple, conformándose 2 grupos: estudio y control, participando en el estudio un total de 132 pacientes, lo que se corresponde con el 77.6 % del universo.

El **grupo estudio** se conformó por aquellos pacientes asmáticos persistentes leves o moderados que recibieron tratamiento durante 1 año con:

- Medidas de Control Ambiental.
- Inmunoterapia sublingual alérgeno específica con extractos alergénicos VALERGEN.
- Terapia de rescate en las exacerbaciones: B_2 agonistas de corta duración (salbutamol) aerosolizado o en spray a demanda.
- Esteroides inhalados: Fluticasona spray: dosis que osciló entre 250 a 500 microgramos diarios.

Se incluyen 44 pacientes.

El **grupo control** se conformó por aquellos pacientes asmáticos persistentes leves o moderados que tuvieron como tratamiento durante 1 año:

- Medidas de Control Ambiental.
- Terapia de rescate en las exacerbaciones: B_2 agonistas de corta duración (salbutamol) aerosolizado o en spray a demanda.
- Esteroides inhalados: Fluticasona spray: dosis que osciló entre 250 a 500 microgramos diarios.

Se incluyen 88 pacientes.

Técnicas y Procedimientos:

Como procedimiento para la recolección de la información se realizó la entrevista cara a cara a los pacientes durante la consulta, se revisaron y/o confeccionaron las historias clínicas alergológicas que constituyeron la fuente primaria de la información, vaciando los datos de interés para el estudio en una planilla de recolección del dato primario creada al efecto (Anexo II).

Se incluyó interrogatorio y examen físico exhaustivo, así como la indicación de exámenes complementarios: Hemograma Completo, recuento global de eosinófilos, eritrosedimentación, heces fecales, glicemia, lipidograma con colesterol, triglicéridos y perfil hepático, urea, creatinina, ácido úrico; desde el punto de vista inmunológico se cuantificaron anticuerpos: IgA, IgM, IgG y la IgE total, Serología y VIH, además, rayos X de tórax y de senos paranasales, esputos citológico, bacteriológico y BAAR, citología o frotis nasal, prueba funcional respiratoria, exudado nasofaríngeo y electrocardiograma.

Se realizó interconsulta con las especialidades de Psicología, Otorrinolaringología, Cardiología y Medicina Interna. Se aplicó una entrevista con una guía de preguntas en su mayoría taxativas que incluyeron variables sociodemográficas, clínicas y otras de interés para el estudio. Se utilizó como método empírico la observación y como método teórico el análisis y síntesis.

Los pacientes fueron citados para la próxima consulta dentro de quince días, donde se evaluaron integralmente con los resultados de los complementarios indicados, excluyéndose del estudio los que no reunieron los criterios establecidos.

A los pacientes incluidos en el estudio se les indicó Prick Test, previa explicación del procedimiento, objetivos y precauciones a tener en cuenta antes de la realización.

Recibieron seguimiento regular bimestral por la autora de la investigación en días prefijados, con su historia clínica individual, modelo entregado para la aplicación de la inmunoterapia sublingual (Anexo III) y la tarjeta de registro creada para monitorear diariamente los síntomas y medicación. (Anexo IV).

Se demostró a los pacientes del grupo de estudio la técnica de administración de la inmunoterapia, debajo de la lengua, en ayunas, esperar de 1 a 2 minutos y luego tragar, mantenerse sin tomar agua y alimentos en los próximos 30 minutos, el empleo en los primeros 21 días es diario durante la fase de incremento o inducción, con un mantenimiento bisemanal a partir de la cuarta semana. Se alertó sobre las posibles reacciones adversas y la conducta ante las mismas, así como la duración de la inmunoterapia como tratamiento por 3 a 5 años.

Al sexto mes, al primer y segundo año de tratamiento se realizó nuevamente evaluación de los pacientes clínica y humoral, precisándose el comportamiento de las variables de interés para el estudio.

Definición de las variables objeto de estudio

➢ **Variables sociodemográficas:**

I.-**Edad:** variable cuantitativa continua, expresada en años agrupados en cuatro intervalos de clase de 10 años cada uno:

- De 20 a 29 años
- De 30 a 39 años
- De 40 a 49 años
- De 50 a 59 años

Se consideró como límite superior 59 años porque a partir de esta edad se producen cambios (involución) en el sistema inmune que disminuyen su reactividad a las pruebas cutáneas y respuesta al tratamiento con inmunoterapia, evitando de esta forma la inclusión de sesgos en la investigación.

II.-**Sexo:** variable bimodal cualitativa nominal o dicotómica. Se consideraron los sexos biológicos, expresada en:

- Femenino
- Masculino

➢ **Variables relacionadas con la efectividad de la inmunoterapia alérgeno específica sublingual con ácaros en pacientes asmáticos persistentes. Cualitativa nominal. Se clasificaron en:**

I. **Variables clínicas relacionadas con la modificación del curso natural de la enfermedad: Aquí se incluyen:**

    A. Variables relacionadas con la sensibilización alergénica al inicio del estudio y transcurrido un año del tratamiento, utilizada solamente para el grupo estudio donde se aplicó la inmunoterapia sublingual con ácaros:

Prueba cutánea por punción o Prick Test:

Prueba por punción cutánea en el antebrazo derecho, utilizando extractos alergénicos para diagnóstico por punción a 20 000 UB/ml y dos controles: positivo (solución de clorhidrato histamina a razón de 1mg/1cc) y negativo (solución diluente).

Esta prueba diagnóstica se utiliza para confirmar o excluir la presencia de anticuerpos IgE alergeno específico. Es una prueba epicutánea de las más difundidas por las ventajas que ofrece: es poco dolorosa, con escasos riesgos, se pueden testar simultáneamente varios extractos, resultados inmediatos y fáciles de realizar.

En la misma, pequeñas cantidades del extracto alergénico son introducidas en la capa superficial de la piel y al difundir en el tejido circundante provoca una reacción mediada por IgE en individuos sensibilizados, que conlleva a la liberación de histamina y otros mediadores por las células cebadas epidérmicas, debido a lo cual a los 15-20 minutos aparece una reacción característica de habón y eritema en el sitio de aplicación.

La prueba cutánea por punción se realizó según los procedimientos descritos a continuación:

1. Se aplicó una gota de cada extracto alergénico en el antebrazo derecho.

2. Se insertó la lanceta de acero inoxidable con punta de 1 mm a través de la gota en un ángulo de 30-45° con respecto a la piel, a continuación se retiró la Lanceta y se secó el exceso de la gota suavemente con un algodón.

3. Pasados 20 minutos de la punción, se procedió a la lectura de la prueba, el habón producido en el sitio de la punción se contorneó con una pluma.

4. Se midió con regla milimetrada el diámetro promedio, resultado de la suma del diámetro mayor del habón (distancia máxima entre los bordes internos), y el diámetro ortogonal (distancia máxima entre los bordes, perpendicular al diámetro mayor obtenido en su punto medio) y dividido por dos. Se consideró el área de eritema y la presencia de pseudópodos, que dieron mayor positividad a las pruebas.

5. Se consideró el resultado positivo cuando el diámetro del habón para el extracto alergénico tuvo un valor mayor o igual a 3 mm, y negativo cuando fue menor a 3 mm.

Relación de los productos:

   ✓ Productos en Estudio:

1. Extracto alergénico para diagnóstico por punción D*ermatophagoides pteronyssinus* (VALERGEN-DP), *Blomia tropicalis* (VALERGEN-BT) y *Dermatophagoides siboney* (VALERGEN-DS) liofilizado y estandarizado en Unidades Biológicas (UB) (Potencia: 20 000 Unidades Biológicas/ml). El extracto se presenta en frascos que contienen 100 000 UB y se restituye en 5 ml de Solución Diluente, para obtener la concentración de 20 000 UB/ml.

   ✓ Productos controles:

1. Control negativo de la prueba: solución de restitución: solución tampón - fosfato que contiene Fenol 0.4 y Albúmina Sérica Humana 0.03 %. Se utilizó además como disolvente del extracto liofilizado.

2. Control positivo de la prueba: solución de clorhidrato de histamina con una concentración de 1mg/ml. Envase gotero con 3 mL.

Seguridad de los productos:

Todos los productos fueron almacenados en refrigeración a 2-8°C de temperatura. Los extractos alergénicos una vez reconstituidos, se emplearon durante 6 meses. Los productos se manipularon exclusivamente por el personal que participó en el estudio (autora, tutora, enfermera adiestrada en alergología, biólogo y técnica de laboratorio del departamento).

A. En dependencia de los resultados obtenidos en la prueba por punción los pacientes se clasificaron como:

- **Monosensibilizado:** Paciente con sensibilización a uno de los ácaros intradomiciliarios testados: ácaro dermatophagoides pteronyssinus, dermatophagoides siboney, blomia tropicalis con un área del habón ≥ 3 mm, a los 20 minutos de realizado el prick test, sin otra sensibilización.

- **Bisensibilizado:** Paciente con sensibilización a dos de los ácaros intradomiciliarios testados: ácaro dermatophagoides pteronyssinus, dermatophagoides siboney, blomia tropicalis: área del habón ≥ 3 mm, a los 20 minutos de realizado el prick test, sin otra sensibilización.

- **Polisensibilizado:** Paciente con sensibilización a más de dos de los ácaros intradomiciliarios testados: ácaro dermatophagoides pteronyssinus, dermatophagoides siboney, blomia tropicalis: área del habón ≥ 3 mm, a los 20 minutos de realizado el prick test, sin otra sensibilización.

B. Variables relacionadas con la variación o aparición de nuevas sensibilizaciones alergénicas. Cualitativa nominal.

Se tuvo en cuenta el diagnóstico inicial, considerando variación de las mismas cuando:

- **Reactividad negativa:** Aparición de habón o eritema < 3 mm, en la totalidad de los alérgenos testados con respecto al control, no se registran nuevas sensibilizaciones.

- **Disminución de la reactividad con respecto a las pruebas cutáneas iniciales:** Habón o eritema menor con respecto al diagnóstico inicial, sin negativizarse en todos los alérgenos testados y no aparecen nuevas sensibilizaciones.

- **Reactividad invariable de las pruebas cutáneas:** Mantienen los pacientes el eritema o habón obtenido en la prueba por punción inicial realizada, pero no aparecen nuevas sensibilizaciones.

- **Nueva reactividad:** Aparición de nuevas sensibilizaciones, que incluyen no solamente a otros ácaros con respecto al inicial, sino otros aeroalérgenos como hongos anemófilos.

C. Variables relacionadas con la sintomatología según la severidad: cualitativa nominal.

Se consideraron como síntomas la aparición durante el tratamiento de tos, rinorrea hialina fluida, obstrucción y/o prurito naso ocular, expectoración blanquecina espesa, disnea espiratoria, opresión torácica, sibilancias o ruidos en el pecho, para lo cual utilizamos un diario de síntomas que se reflejó en una tarjeta de registro creada al efecto (Anexo V).

Se plasmaron por día la frecuencia de aparición de los síntomas y la utilización de medicamentos de rescate, con una cláusula de resumen al mes, que se evaluó en la consulta de seguimiento programada, estratificándose la sintomatología como sigue:

- Nivel 1: Síntomas diurnos menos de 1 vez por semana y nocturnos no más de dos veces al mes.
- Nivel 2: Síntomas diurnos más de 1 vez por semana pero menos de 1 vez al día, los síntomas nocturnos aparecen más de dos veces por mes.
- Nivel 3: Síntomas diurnos diarios, y los nocturnos más de 1 vez por semana.
- Nivel 4: Síntomas diurnos diarios y nocturnos frecuentes, prácticamente diarios con cuadro clínico de asma nocturna.

D. Variables relacionadas con la limitación de las actividades.

Cualitativa nominal:

Se tuvo en cuenta la realización de actividades físicas, desde cortas caminatas hasta carreras de larga distancia, evaluando la necesidad de utilizar premedicación con broncodilatadores de corta duración como el salbutamol treinta minutos previos, o el empleo de esteroides inhalados al menos una semana antes como tratamiento controlador.

Se reflejaron de la siguiente manera:

- **No limitaciones:** Puede realizar cualquier ejercicio físico aeróbico o no, sin que le produzca síntomas y no utiliza premedicación con broncodilatadores o antiinflamatorios inhalados.
- **Limitación ligera:** Realiza ejercicios de corta duración desde 30 minutos a una hora como correr, nadar, caminatas y aeróbicos, sin uso de premedicación.
- **Limitación moderada:** Puede hacer caminatas de 5 a 10 cuadras y carreras cortas de 50 metros, largas como 800 metros despacio (2 vueltas a una pista de atletismo) y previa medicación (30 min antes del comienzo) con Beclometasona y/o Salbutamol.
- **Limitación severa:** No puede realizar ejercicios físicos porque produce descontrol de la enfermedad, a pesar del uso de premedicación antiinflamatoria y/o broncodilatadores.

E. Variables relacionadas con el número de visitas a urgencias en el año: Cualitativa nominal.

Se consideró la totalidad de asistencias al cuerpo de guardia del policlínico principal de urgencias o del Hospital por descontrol del asma bronquial (crisis agudas de asma bronquial), u otras complicaciones derivadas del asma perse, utilizando para ello el método indicado por el facultativo o la hoja de egreso emitida por el centro asistencial en caso de ingreso, todo agrupándose en:

- **Negativo:** No visitas a urgencias.
- **Ligero positivo:** Hasta cuatro visitas a urgencias sin admisiones hospitalarias.
- **Mediano positivo:** Seis asistencias a urgencias con al menos 1 admisión hospitalaria que no fue en Unidad de Cuidados Intensivos.
- **Fuerte positivo:** Más de siete visitas a urgencias con ingresos hospitalarios que incluyen admisiones en Unidad de Cuidados intensivos.

F. Variables relacionadas con el ausentismo laboral por el asma bronquial: Cualitativa nominal:

- **Ausente:** Paciente que nunca se ha ausentado a su centro laboral o hasta cuatro ausencias al año por asma bronquial.
- **Presente:** Paciente con cinco y más ausencias anuales por asma bronquial.

G. Variables relacionadas con la función pulmonar: Cualitativa nominal:

Se tuvieron en cuenta los resultados de la espirometría forzada, que se indicó al inicio del estudio y evolutivamente, fue realizada en el Departamento de Prueba Funcional Respiratoria del Hospital Clínico Quirúrgico Docente "Dr. Juan Bruno Zayas" de Santiago de Cuba.

La espirometría forzada es la maniobra que registra el máximo volumen de aire que puede mover un sujeto desde una inspiración máxima hasta una exhalación completa (es decir, hasta que en los pulmones sólo quede el volumen residual). Todas las maniobras espiratorias fueron realizadas según el protocolo establecido por el servicio de referencia, se interpretó como:

- Normal.
- Trastorno ventilatorio restrictivo.
- Trastorno ventilatorio obstructivo.
- Trastorno ventilatorio mixto

Se consideró además: Volumen espiratorio forzado en el primer segundo de la espiración (VEF_1): es el volumen de aire que se expulsa durante el primer segundo de la espiración forzada, supone en la práctica una medida de flujo. Se considera normal si es mayor del 80% de su valor teórico.

Relación FEV_1/FVC: Indica la proporción de la FVC que se expulsa durante el primer segundo de la maniobra de espiración forzada. Es el parámetro más importante para valorar si existe una obstrucción, y en condiciones normales ha de ser mayor del 75%, aunque se admiten como no patológicas cifras de hasta un 70%.

En nuestro estudio tuvimos en cuenta para la interpretación de la espirometría:
1. **Normal:** Se confirmó la mejoría de la función pulmonar en aquellos pacientes que presentaron un VEF_1 y una relación FEV_1/FVC: mayor del 80 % del valor predicho.
2. **Igual:** Pacientes que presentaron estabilidad de la función pulmonar ya que mantuvieron el VEF1 y la relación FEV_1/FVC igual al valor constatado al inicio de la investigación, es decir, sin variabilidad.
3. **Empeorada:** Pacientes con deterioro o disminución de la función pulmonar con una variabilidad del VEF1 y la relación FEV_1/FVC menor del 75 %.

H. Variables relacionadas con la utilización de medicación de rescate. Cualitativa Nominal:

Se considera como medicación de rescate a los grupos farmacológicos con acciones durante las exacerbaciones del asma bronquial tanto en la respuesta asmática temprana como en la tardía, para contrarrestar efectos como: broncoconstricción, edema, inflamación, hiperreactividad bronquial. Dentro de los mismos encontramos a los broncodilatadores como B_2 agonistas, en nuestro medio se utiliza el salbutamol tanto en spray como en aerosol, además la aminofilina que se presenta en ámpulas de 250 mg/ 10 cc para uso endovenoso. Antiinflamatorios como esteroides utilizados por vía parenteral y/o oral dentro de los cuales contamos con la hidrocortisona, prednisolona para uso endovenoso o intramuscular y la prednisona de 5 y 20 miligramos para vía oral. Estos fármacos fueron utilizados en cuerpos de guardia, prescritos por personal médico. Se consideró:

- **No utilización:** Pacientes que no requirieron utilizar medicamentos de rescate para las exacerbaciones.
- **Utilización:** Pacientes que necesitaron medicación de rescate independientemente de la dosificación, frecuencia e intensidad de la crisis de asma.

I. Variables relacionadas con el ahorro de corticoesteroides inhalados (fármacos controladores): Cualitativa Nominal.

Los fármacos controladores son aquéllos con acción antiinflamatoria tópica y baja potencia sistémica, por lo que disminuyen la inflamación de la mucosa y la hiperreactividad bronquial específica e inespecífica, protege contra la respuesta asmática inicial y la tardía, mejora la función pulmonar, logrando mantener la enfermedad sin exacerbaciones o con disminución de las mismas.

Por lo cual deben ser administrados diariamente, siendo la principal vía de administración la inhalatoria que permite disminuir los efectos colaterales, dado el escaso porciento que se absorbe a nivel sistémico (menor del 1 %). Se utilizó como esteroide inhalado la fluticasona spray, considerando como dosis mínima para adultos de 250 a 500 microgramos al día, para un total de 2 a 4 puff al día con una frecuencia de 1 a 4 veces como promedio y como dosis máxima de 750 a 1000 microgramos diarios, con 2 a 4 aplicaciones por dosis administradas cada 4 horas, agrupándose en:

- **Apartado I:** Utilización de dosis de fluticasona spray de 750 a 1000 microgramos diarios (dosis máxima, 6 a 8 puff).
- **Apartado 2:** Utilización de dosis de beclometasona spray de 375 a 500 microgramos diarios, de 3 a 4 puff.
- **Apartado 3:** Utilización de dosis de beclometasona spray de 125 a 250 microgramos diarios (dosis mínima, 1 a 2 puff).
- **Apartado 4:** No utilización de esteroides inhalados.

J. Variables relacionadas con los niveles de Inmunoglobulina E: Cualitativa Nominal:

A todos los incluidos en el estudio se les realizó determinación de Inmunoglobulina E (IgE) sérica total, se les tomó muestras de 5 mL de sangre que fueron procesadas en el laboratorio ENSUMA del Hospital Provincial Clínico Quirúrgico docente "Saturnino Lora". Se utilizó el programa UMELISA IgE: reactivo para la determinación cuantitativa de IgE en suero humano elaborado por el centro nacional de inmunoensayo.

La validación e interpretación de los resultados son realizadas automáticamente por el programa. Teniendo en cuenta los diferentes factores genéticos y ambientales que actúan sobre poblaciones de diferentes localizaciones geográficas y las variaciones que puede tener los niveles de IgE en los seres humanos por factores como la edad, la presencia de atopia y/o enfermedades parasitarias, infecciones virales y micóticas, la práctica internacional recomienda que cada laboratorio establezca sus propios valores de referencia.

Valores de referencia: adultos   150 UI/mL, considerándose como normales niveles iguales o menores y alta por encima del mismo.
- ✓ **Adecuados:** Niveles de IgE inferiores a los valores iniciales, aunque no se obtuviera el valor considerado como normal (150 UI/mL).
- ✓ **Inadecuados:** Cifras de IgE altas con respecto al valor inicial independientemente de si estas estaban dentro del rango de lo normal.

K. Variables relacionadas con la respuesta inflamatoria local mediada por los eosinófilos nasales: Cualitativa nominal:

Los eosinófilos son células del sistema inmunitario que juegan un importante papel en el asma bronquial, por lo que muchos autores han denominado la enfermedad como "bronquitis descamativa eosinofílica", perpetúan la respuesta asmática y sus manifestaciones sintomáticas. Son las responsables de la respuesta asmática tardía., por lo que consideramos al inicio del estudio y al año de la inmunoterapia importante evaluar su comportamiento según los resultados de la citología nasal, como un marcador de la inflamación:

Se evaluaron al inicio del estudio y al año del tratamiento agrupándose en:
- **Reducción:** Número de eosinófilos en citología nasal normales o con reducción en el porciento encontrado al inicio del estudio.
- **Igual:** Número de eosinófilos en citología nasal igual que los encontrados al inicio del estudio.
- **Aumento:** Número de eosinófilos en citología nasal por encima del valor normal.

L. Variables relacionadas con las reacciones adversas a la inmunoterapia sublingual. Cualitativa Nominal:

Las reacciones adversas a la inmunoterapia se consideran respuestas o efectos perjudiciales indeseados, previstos o no que ocurren al utilizar un fármaco en la dosis adecuada para obtener un beneficio terapéutico, profiláctico o diagnóstico, las mismas dependen tanto de características del individuo, del producto utilizado, vía de administración, pautas empleadas.

En la inmunoterapia sublingual los eventos adversos se clasifican en locales y sistémicos, los últimos van desde grado 0 hasta el IV según WAO:

Las reacciones locales pueden ser:
- **Ligeras:** Prurito oral o lingual, náuseas, epigastralgia, que desaparecen espontáneamente antes de 30 minutos, son relativamente frecuente y no implican cambios en la pauta de tratamiento.
- **Moderadas:** tienen una duración de más de 30 minutos y necesitan medicación, que pueden ser antihistamínicos orales y se debe considerar una posible modificación del plan, reduciendo la dosis hasta la inmediata anterior.

Las reacciones sistémicas se consideran:
- **Grado 0:** Presencia de síntomas inespecíficos: cefalea, malestar general, cansancio, artralgias.
- **Grado I:** Se consideran eventos focales ligeros, dados por asma y/o rinitis ligeras, urticaria localizada.
- **Grado II:** Evento focal adverso de aparición lenta después de 15 minutos, de moderada intensidad, caracterizado por: asma moderada y urticaria generalizada, requiere medicación.

- **Grado III:** Evento focal severo sin peligro para la vida de aparición rápida antes de 15 minutos, presenta: asma severa, angioedema, urticaria generalizada, con tratamiento inmediato para revertir el efecto de la vacuna.
- **Grado IV:** Reacción sistémica generalizada, de aparición inmediata que se caracteriza por prurito, sensación de calor, eritema generalizado, urticaria generalizada, estridor, asma severa e hipotensión arterial: shock anafiláctico.

En nuestro estudio se consideraron las reacciones adversas solamente en el grupo estudio, casos que recibieron inmunoterapia sublingual con ácaros, no así en el control que solamente se empleó tratamiento farmacológico, denominándose:

- **Presentes:** Presencia de reacciones adversas locales o sistémicas relacionadas con la administración de la inmunoterapia sublingual.
- **Ausentes:** No se presentan reacciones adversas relacionadas con la inmunoterapia sublingual.

M. Variables relacionadas con la evolución de los pacientes: Cualitativa Nominal:

Se asumen criterios establecidos por la autora para la efectividad de la inmunoterapia donde se incluyen:

- ✓ Disminución del 30 % de la puntuación de los síntomas respiratorios asociados al asma bronquial.
- ✓ No limitación para la realización de actividades físicas ó limitación ligera para los que inicialmente tenían limitación moderada a severa.
- ✓ Visitas a urgencias negativas.
- ✓ Comportamiento de las ausencias laborales como bien ó no ausencias.
- ✓ Función pulmonar normal ó igual.
- ✓ No utiliza medicación de rescate.
- ✓ Ahorro de corticoesteroides inhalados en apartado 3 y 4 (dosis mínima o no utilización).
- ✓ Niveles de inmunoglobulina E considerados adecuados.
- ✓ Reducción del número de eosinófilos nasales.
- ✓ Ausencia de reacciones adversas a la inmunoterapia sublingual.

Agrupándose en:

- **Evolución favorable:** Pacientes que reunieron 6 o más de los criterios establecidos para la efectividad.
- **Evolución desfavorable:** Pacientes con 5 o menos criterios establecidos para la efectividad.

De procesamiento de la información:

Una vez recopilada la información fue procesada en forma computarizada, para lo cual se creó una base de datos en una computadora Pentium IV a través del sistema estadístico SPSS versión 11.5 para Windows para su presentación mediante tablas y gráficos.

Se elaboraron tablas de contingencia o de doble entrada, se utilizó medidas de resumen para variables cualitativas como el porcentaje y se usaron números absolutos. Para identificar la asociación estadísticamente significativa fue utilizado el test Ji cuadrado de Homogeneidad, seleccionando un nivel de significación $\alpha = 0.05$. Los resultados obtenidos se compararon con otros autores, se emiten conclusiones y recomendaciones.

ANÁLISIS Y DISCUSIÓN DE LOS RESULTADOS

La prevalencia de las enfermedades alérgicas y dentro de estas del asma bronquial se está acrecentando. Se estima que más del 20% de la población mundial sufre alguna enfermedad alérgica mediada por IgE, como es el caso del asma, la rinoconjuntivitis, dermatitis/eccema atópicos y anafilaxia.[20-24, 42]

El asma bronquial es de origen alérgico en más del 60% de adultos y en el 80% de los niños y se presenta en aproximadamente el 5-15% de la población pediátrica, [45] lo que ocasiona un enorme costo en salud y es una de las causas principales de hospitalización por enfermedad crónica, datos estadísticos que han llevado a disímiles autores a denominar las enfermedades alérgicas como la "epidemia del siglo XXI".[47-50]

Diversos estudios han demostrado el papel de los alérgenos inhalados en la exacerbación de las enfermedades alérgicas, principalmente en el asma bronquial, tanto de los perennes (ácaros domésticos, insectos y descamaciones de animales) como de los estacionales (pólenes y hongos). Los ácaros del polvo se encuentran entre los alérgenos perennes más prevalentes en todo el mundo.[35-40, 42, 47]

Estudios realizados en Cuba demuestran que los ácaros del género *Dermatophagoides* y *Glycyphagidae*, particularmente las especies *Dermatophagoides pteronyssinus*, *Dermatophagoides siboney* y *Blomia tropicalis* tienen gran importancia como agentes sensibilizantes en individuos alérgicos.[43-48, 49]

Una de las causas más frecuentes de alergias respiratorias son las partículas fecales que excretan los ácaros, que pueden quedar suspendidas en el aire y alcanzar las vías respiratorias, encontrándolos fundamentalmente en el polvo acumulado en las camas, colchones, ropas, muebles tapizados y alfombras.[41-48]

Aunque la predisposición genética condiciona la susceptibilidad para enfermedades alérgicas respiratorias, las mismas no podrían manifestarse sin exposición a los alergenos ambientales.[49, 50]

Para los enfermos alérgicos, los inhaladores y otra serie de medicamentos específicos constituyen una parte importante de su equipaje vital, ya que estos fármacos les acompañan allí, donde van, para evitar los síntomas y superar las posibles crisis.[11, 14-17] Sin embargo, en las últimas décadas, existe una alternativa para muchos de estos pacientes que puede suponer una importante mejora e incluso la supresión total de la enfermedad.

La inmunoterapia abre una nueva vía de tratamiento y solución para los enfermos alérgicos y un nuevo horizonte para sus dolencias, considerado como el tratamiento específico de las enfermedades alérgicas que consigue modular o modificar el curso natural de estas patologías.[25-30]

Varios estudios placebo controlados han mostrado la eficacia y seguridad de este tratamiento, pero se requieren más estudios para establecer el lugar de la inmunoterapia sublingual en el tratamiento de las enfermedades alérgicas. [23,26-29]

En la Tabla 1 se muestra la distribución de pacientes según edad encontrándose predominio del grupo de edades entre 20 y 29 años con 13 pacientes para un 29.5% y 29 para un 33.3% para los grupos estudio y control, el grupo de edades menos predominante fue de 50 a 59 años con 7 pacientes para un 16.0% y 15 pacientes para un 17.0% respectivamente.

De acuerdo con el *Global Initiative for Asthma* (GINA)[19] en febrero del 2023 el 25% de los adultos en Gran Bretaña, Australia y Canadá padecían algún grado de asma bronquial. Estudios recientes publicados demuestran que la prevalencia de la enfermedad a nivel mundial va desde un 1% hasta un 30% en diferentes latitudes; en España es de un 4% a un 20%, en Estados Unidos aproximadamente 26 millones de personas están afectadas; de ellas 8.6 millones son menores de 18 años.

Estudios ISAAC (International Study of Asthma and Allergy in Childhood) realizados en nuestro país, muestran que por edades, la prevalencia de pacientes dispensarizados es de 86 por 1 000 adultos y de 140 en menores de 15 años.[5, 13-15, 61-65]

Los resultados obtenidos en nuestra investigación se justifican por los avances en el sistema de salud cubano donde se integran los niveles de atención, lo que ha posibilitado el diagnóstico precoz de estos pacientes con el consiguiente incremento de la prevalencia en grupos de edades más cercanos a la edad pediátrica y a la vejez, se evidencia la necesidad de proyectar estrategias de intervención desde la edad pediátrica ya que con un adecuado control de la misma desde la infancia se logra menor morbilidad en la adultez, según Stone AH y cols, así como otros autores.[20, 66,67]

Tabla 1. Distribución de pacientes asmáticos persistentes e inmunoterapia sublingual con ácaros según edad. Servicio de Alergología. Hospital Provincial Saturnino Lora. Enero 2022 - 2024

GRUPOS DE EDADES	GRUPO ESTUDIO		GRUPO CONTROL	
	No.	%	No.	%
De 20 a 29 años	13	29.5	29	33.0
De 30 a 39 años	13	29.5	28	31.8
De 40 a 49 años	11	25.0	16	18.2
De 50 a 59 años	7	16.0	15	17.0
TOTAL	44	100	88	100

Fuente: Planilla de Recolección de Datos.

Al analizar la Tabla 2 observamos que predominó el sexo femenino con 28 pacientes para un 63.6 % en el grupo estudio y 50 con un 56.8 % en el grupo control, lo que representa más de la mitad de la muestra; el sexo masculino estuvo representado por 16 pacientes para el 36.4% y 38 con el 43.2% respectivamente.

Resultados similares se reportan en varios estudios de nuestro medio e internacionales como *Global Initiative for Asthma* (GINA),[19, 68, 69] que reporta que el asma bronquial es más frecuente en el sexo masculino en una relación de 2:1 durante la infancia, pero al llegar a la pubertad, esta relación tiende a igualarse, con predominio en la edad adulta del sexo femenino, así estudios locales como la tesis de terminación de residencia de la Dra. Ferrer Alemán señala el sexo femenino como el más frecuente.[70]

En un estudio realizado en el servicio de Inmunología Clínica y Alergia del Distrito Federal en México por Velarde Domínguez y Talavera Hernández,[1] sobre eficacia clínica y seguridad de la inmunoterapia sublingual en el tratamiento del asma alérgica, encontró predominio del sexo masculino en la muestra estudiada, contrario a los resultados de nuestro trabajo.

Tabla 2. Distribución de pacientes asmáticos persistentes e inmunoterapia sublingual con ácaros según sexo

SEXO	GRUPO ESTUDIO		GRUPO CONTROL	
	No.	%	No.	%
Femenino	28	63.6	50	56.8
Masculino	16	36.4	38	43.2
TOTAL	44	100	88	100

En la Tabla 3 donde se relaciona la sensibilización alergénica con la reactividad cutánea en el grupo estudio, se valora que más de la mitad de la casuística tuvo reactividad cutánea negativa, siendo los pacientes monosensibilizados los que predominaron, con un total de 39 pacientes para un 88,6 %, importante señalar que el 22,7 % disminuyó la reactividad, la mantuvieron invariable solamente 4 casos para el 9,1 %, y ninguno de los pacientes monosensibilizados desarrolló nuevas sensibilizaciones, ni aumentó las preexistentes.

Un solo paciente polisensibilizado redujo la reactividad cutánea después del tratamiento con inmunoterapia sublingual, para un 2,3 %. Dentro de los pacientes clasificados como bisensibilizados, encontramos 4 casos para un 9,1 %, 2 pacientes para un 4,5 % se negativizaron.

En el grupo estudio seleccionado no se desarrollaron nuevas sensibilizaciones, independientemente de la sensibilidad encontrada al inicio de la investigación, lo que revela la reducción en la reactividad cutánea relacionada con la aplicación de la inmunoterapia sublingual durante dos años de tratamiento, siendo estadísticamente significativa.

En nuestra casuística predominaron los pacientes monosensibilizados por ácaro Dermatophagoides pteronyssinus, coincidiendo con trabajos realizados por la Dra. Mayda González León, el doctor Raúl Lázaro Castro, Mirtha Álvarez Castelló, el doctor Alexis Labrada Rosado y colaboradores,[21] en un área de Salud de La Lisa, Ciudad Habana y en la zona costera de nuestra capital.

En América Latina la sensibilización a diferentes especies de ácaros ha sido reportada frecuentemente en un estudio realizado por Martínez y otros que demostraron una prevalencia de sensibilización mayor de un 75 % para 4 especies de ácaros (*D. siboney, D. pteronyssinus, Acarus siro y Blomia tropicalis*).

Maldonado Pérez, et. al.[34] creen interesante y útil la tipificación de la sensibilización alérgica en los pacientes con asma y rinitis, medida preferentemente por *prick test*, necesaria para un mejor control clínico y epidemiológico, encontramos semejanzas con los resultados obtenidos en investigaciones realizadas en México por Olimpo Rodríguez, Pérez Martin y Martínez Jiménez, y otros.[11, 12, 15, 68, 69]

Tabla 3. Distribución de pacientes asmáticos persistentes e inmunoterapia sublingual según sensibilización alergénica y reactividad cutánea

Sensibilización	Mono Sensibilizado		Bi sensibilizado		Poli sensibilizado		**Total**	
	No.	%	No.	%	No.	%	No.	%
Reactividad Negativa	**25**	**56.8**	2	4.5	0	0	**27**	**61.3**
Reactividad Disminuida	**10**	**22.7**	1	2.3	1	2.3	**12**	**27.3**
Reactividad Igual	4	9.1	1	2.3	0	0	5	11.4
Nuevas Sensibilizaciones	0	0	0	0	0	0	0	0
Total	**39**	**88.6**	**4**	**9.1**	**1**	**2.3**	**44**	**100**

p< 0,05

En la tabla 4 donde se muestra la sintomatología de los pacientes estratificándola por niveles, en dependencia de la aparición de síntomas de obstrucción bronquial y del síndrome respiratorio alérgico, en horario diurno o de aparición nocturna, teniendo en consideración la frecuencia de la variación de los mismos en el transcurso del mes, encontramos que al inicio del estudio en ambos grupos predominaron los pacientes con síntomas diurnos más de una vez por semana, y nocturnos más de dos veces por mes (nivel 2), con 18 pacientes para un 40.9 % en el grupo estudio y 32 pacientes lo que representa el 36.4 % en el grupo control, seguido por los casos en el nivel 3, con un 29.5 y 23.9 % respectivamente.

Con síntomas nocturnos y diurnos diarios (nivel 4) solamente tuvimos al inicio del estudio 5 pacientes en el grupo estudio para un 11.4 %, y 11 en el grupo control para un 12.5 %. Al evaluar la casuística a los dos años del tratamiento con la inmunoterapia encontramos que en el grupo estudio no permanecieron pacientes en el nivel 4; solamente 2 casos en el nivel 3 para un 4.5 %, 15 en el nivel 2 para un 34.1 %, y la mayor parte se ubicó en el nivel 1 con 27 casos para un 61.4 %.

Sin embargo cuando revisamos el grupo control encontramos que 36 pacientes se ubicaron en el nivel 1 para un 40.9 %, pero un grupo no despreciable de asmáticos se mantuvieron en los niveles 3 y 4, con síntomas diurnos y nocturnos frecuentes, con 17 pacientes en el tercer nivel para un 19.3 % y 8 para un 9.1 % en el cuarto nivel. Al realizar análisis estadístico obtuvimos que los resultados fueron estadísticamente significativos en relación con la sintomatología presentada.

Al realizar la comparación entre los resultados obtenidos en nuestra investigación y otros de eficacia ejecutados por varios autores, encontramos similitud en cuanto a la reducción en el score de síntomas presentados por los pacientes asmáticos que recibieron inmunoterapia sublingual, así Abramson y colaboradores (1995 y 1999), concluyeron que los pacientes que habían recibido inmunoterapia presentaban menos síntomas de asma y tenían menos probabilidad de deterioro de su enfermedad, por lo que las vacunas antialérgicas son una opción válida para el tratamiento de pacientes con asma alérgico.[5-11]

Así también Ross y colaboradores publicaron un nuevo meta-análisis sobre la efectividad de la inmunoterapia con alérgenos en el asma, donde los autores confirmaron que en el grupo tratado con inmunoterapia existía una reducción de los marcadores de síntomas .[8, 9, 12]

Maurizio Marogna y cols,[25] el pasado año publicaron un estudio de 15 años sobre la inmunoterapia sublingual en el asma bronquial, concluyendo que la misma aporta innumerables beneficios a corto y largo plazo, dentro de los cuales se encuentra la reducción significativa en el puntaje otorgado a la sintomatología, evidente durante el primer año de tratamiento, Velarde Domínguez y colaboradores[1] encontraron similares efectos en lo que respecta a la disminución de la sintomatología asmática con la inmunoterapia sublingual con ácaros, resultados que coinciden con los de nuestra investigación.

Tabla 4. Distribución de pacientes asmáticos persistentes e inmunoterapia sublingual con ácaros según sintomatología

Síntomas	GRUPO ESTUDIO				GRUPO CONTROL			
	NO		%		NO		%	
	INICIO		1 AÑO		INICIO		1 AÑO	
Nivel 1	8	18.2	**27**	**61.4**	24	27.2	36	40.9
Nivel 2	18	40.9	**15**	**34.1**	32	36.4	27	30.7
Nivel 3	13	29.5	2	4.5	21	23.9	17	19.3
Nivel 4	5	11.4	0	0	11	12.5	8	9.1
Total	44	100	44	100	88	100	88	100

p< 0,05

En la Tabla 5, al considerar la limitación de las actividades, inicialmente 15 pacientes presentaban limitación moderada, para un 34.1 % y 8 casos presentaban una limitación severa para un 18.2 %; en el grupo control inicialmente predominaron los asmáticos con limitación ligera con 32 pacientes para un 36.4 %, seguido de los de limitación moderada con 27 para un 30.6 %, sin limitaciones 16 pacientes que representó el 18.2 % con solo 3 casos menos sin limitaciones para las actividades. Evolutivamente durante dos años de tratamiento en el grupo estudio encontramos que solamente 2 pacientes se mantuvieron sin realizar actividades físicas para un 4.5 %, incrementándose a 18 con limitación ligera para un 40.9%, quedando 17 casos sin limitaciones a las actividades físicas para un 38.6 %.

En el grupo control se redujeron los casos con limitaciones moderadas a 19 para un 21.6 %, incrementándose a 38 los que presentaban limitaciones ligeras representando el 43.2 % y a 24 los que no presentaron limitaciones para un 27.3 %. No encontramos diferencias estadísticamente significativas en ambos grupos.

Comparativamente con la bibliografía consultada, estudios como los de Muñoz López y Pedemonte Marco en España,[26] reflejan que la realización de ejercicios físicos no se modifica a corto plazo (menos de tres años de tratamiento) con la inmunoterapia sublingual, relacionándola con la escasa mejoría de la función pulmonar que se produce, semejantes efectos tuvimos en nuestra investigación.

Tabla 5. Distribución de pacientes asmáticos persistentes e inmunoterapia sublingual con ácaros según limitación de actividades

Limitación de actividades	GRUPO ESTUDIO				GRUPO CONTROL			
	NO	%			NO	%		
	INICIO		1 AÑO		INICIO		1 AÑO	
No limitación	11	25.0	**17**	**38.6**	16	18.2	24	27.3
Limitación ligera	10	22.7	**18**	**40.9**	32	36.4	38	43.2
Limitación moderada	15	34.1	7	16.0	27	30.6	19	21.6
Limitación severa	8	18.2	2	4.5	13	14.8	7	7.9
TOTAL	**44**	**100**	**44**	**100**	**88**	**100**	**88**	**100**

p > 0.05

La Tabla 6 refleja el número de visitas a urgencias por los pacientes asmáticos, al analizar el grupo estudio vemos que al inicio 19 pacientes no asistían a servicio de urgencias para un 43.2 %, cifra que prácticamente se duplica al año del tratamiento con inmunoterapia sublingual, con 35 pacientes para un 79.5 %;

disminuyó a la mitad el grupo de ligero positivo, de 14 al inicio a 7 al año representando el 16.0 %, en el grupo de fuerte positivo de 4 casos al comienzo para un 9.0 %, no permanecieron pacientes con más de siete visitas a urgencias e ingresos, lo cual nos habla a favor de un mejor control de la enfermedad, y menos deterioro de manera integral de estos pacientes.

En el grupo control de 19 pacientes que iniciaron el estudio como fuertes positivos, al año con tratamiento de control ambiental y farmacológico se redujo a 12 casos para el 13.6 %, en el mediano positivo no hubo reducción significativa, únicamente un caso salió del grupo, consideramos que el grupo control mostró pocas variaciones en cuanto a las visitas a urgencias de los pacientes asmáticos persistentes.

Fue estadísticamente significativa con $p < 0.05$, la relación con las visitas a urgencias y la inmunoterapia sublingual. Al consultar la bibliografía en torno al tema Muñoz López y Pedemonte Marco,[26] coinciden con nuestros resultados refiriendo que la inmunoterapia se ha mostrado beneficiosa en el sentido de evitar el deterioro de la enfermedad, ya que disminuye la sintomatología, utilización de medicación y por tanto admisiones en servicios de urgencias médicas.

Así estudios de César Martín Bózzola,[27] en Buenos Aires, Argentina hacen referencias sobre la reducción del número de hospitalizaciones en pacientes asmáticos persistentes que reciben inmunoterapia sublingual, similares a los encontrados en nuestra investigación. Resumiendo en la Estrategia Global para el Manejo y la Prevención del Asma (GINA),[19] se define el asma como un problema serio de salud pública a través del mundo, afectando a la gente de todas las edades. Cuando el asma no está controlada, puede poner límites graves en la vida diaria, y algunas veces es fatal.

Tabla 6. Distribución de pacientes asmáticos persistentes e inmunoterapia sublingual con ácaros según número de visitas a urgencias

	GRUPO ESTUDIO				GRUPO CONTROL			
Visitas a urgencias	NO	%			NO	%		
	INICIO		1 AÑO		INICIO		1 AÑO	
Negativo	19	43.2	**35**	**79.5**	26	29.5	31	35.2
Ligero positivo	14	31.8	7	16.0	25	28.4	28	31.9
Mediano positivo	7	16.0	2	4.5	18	20.5	17	19.3
Fuerte positivo	4	9.0	**0**	**0**	19	21.6	12	13.6
TOTAL	**44**	**100**	**44**	**100**	**88**	**100**	**88**	**100**

p < 0.05

La Tabla 7 nos muestra la distribución de los pacientes según el ausentismo laboral, encontrando en la casuística de nuestro grupo estudio que al inicio 33 pacientes con un 75.0 % no presentaban ausentismo laboral, a los dos años de recibir el extracto alergénico por vía sublingual excepto 2 pacientes para un 4.5 % que se mantuvieron con ausentismo laboral, 42 no se ausentan o presentaron hasta cuatro ausencias a su centro de trabajo, variable importante al tener en cuenta la calidad de vida de los pacientes, ya que la remuneración económica es indispensable para cubrir las necesidades individuales; además los costos en materia de salud generados por las enfermedades crónicas no transmisibles no son despreciables.

En el grupo control la diferencia al inicio del tratamiento y a los dos años fue de 10 casos, 52 para un 59.1 % a los dos años suman 62 pacientes asmáticos sin ausentismo laboral lo que representó el 70.5 %, pero se mantuvieron 26 para un 29.5 % con 5 y más ausencias al puesto de trabajo. Se obtienen resultados estadísticamente significativos en esta variable en ambos grupos.

Al consultar la bibliografía referente al tema la Organización Mundial de la Salud,[19] ha estimado que 15 millones de años vida ajustados para incapacidad (DALYs) han sido perdidos anualmente debido al asma, representando el 1% del total de la carga global por enfermedad. Los factores sociales y económicos deben de integrarse para entender el asma y su manejo, ya sean vistos desde la perspectiva del individuo que la sufre, del profesional en el cuidado médico, o de las organizaciones que pagan por el cuidado de la salud. Los días perdidos del trabajo son reportados como una problemática social y económica importante del asma en estudios en India, región Asia-Pacífico, Estados Unidos y Reino Unido, India y Latinoamérica. El asma es la causa más frecuente de ausentismo laboral en Australia, Suecia, Reino Unido y los Estados Unidos. [28, 29, 30]

Tabla 7.- Distribución de pacientes asmáticos persistentes según ausentismo laboral

Ausentismo Laboral	GRUPO ESTUDIO				GRUPO CONTROL			
	NO INICIO	%	1 AÑO		NO INICIO	%	1 AÑO	
AUSENTE	33	75.0	**42**	**95.5**	52	59.1	62	70.5
PRESENTE	11	25.0	2	4.5	36	40.9	26	29.5
TOTAL	**44**	**100**	**44**	**100**	**88**	**100**	**88**	**100**

p< 0.05

La Tabla 8 muestra las variaciones de la función pulmonar en los pacientes estudiados inicialmente 9 casos el 20.4 % presentaron una función pulmonar empeorada, de los cuales 3 la mejoraron manteniéndose en el grupo 6 pacientes asmáticos con una relación FEV_1/FVC menor del 75 %; con una función normal de 19 casos al inicio para un 43.2 %, se recuperaron 5 pertenecientes a los otros grupos, es decir, que mejoraron la función pulmonar para 24 asmáticos con función pulmonar normal, representando el 54.5 %, no hubo casos que empeoraran la función pulmonar.

En el grupo control el comportamiento fue similar, con poca variabilidad en el número de pacientes que mejoraron la función pulmonar, siendo de mayor significación los casos con función pulmonar empeorada, que de 18 (20.5 %) inicialmente, permanecieron 12 casos para un 13.6 %. Al aplicar el test de Ji cuadrado a la variable de función pulmonar obtuvimos que no fue estadísticamente significativa (p > 0.05).

Comparativamente con otras investigaciones, no coincidimos con los resultados obtenidos por Ross y colaboradores, quienes publicaron un meta-análisis sobre la efectividad de la inmunoterapia con alérgenos en el asma, donde los autores confirmaron que en el grupo tratado con inmunoterapia se adquiría protección frente a la provocación bronquial y se mejoraba la función pulmonar. [66]

Resultados similares a los nuestros obtuvieron meta-análisis realizados por Abramson y colaboradores (1995, 1999, 2003),[5, 6, 7] Malling,[63, 64] en 1998 y Bousquet,[69] en igual año, que reflejaron que la inmunoterapia no mejoraba significativamente la función pulmonar y la hiperreactividad bronquial específica.[34]

Tabla 8. Distribución de pacientes asmáticos persistentes e inmunoterapia sublingual según función pulmonar

Función pulmonar	GRUPO ESTUDIO				GRUPO CONTROL			
	NO	%	NO	%	NO	%	NO	%
	INICIO		1 AÑO		INICIO		1 AÑO	
Normal	19	43.2	**24**	**54.5**	32	36.3	35	39.8
Igual	16	36.4	14	31.8	38	43.2	41	16.6
Empeorada	9	20.4	6	13.6	18	20.5	12	13.6
TOTAL	**44**	**100**	**44**	**100**	**88**	**100**	**88**	**100**

p> 0.05

Al analizar la Tabla 9 encontramos que inicialmente en el grupo estudio todos los pacientes utilizaban medicación de rescate, a los dos años del tratamiento solo permanecieron en este grupo 7 pacientes, para un 15.9 %, y más de la tercera parte de la muestra no utilizó medicación de rescate, para un total de 37 asmáticos, lo cual constituye el 84.1 %.

En el grupo control, inicialmente el 100 % de los pacientes utilizaban medicación de rescate, durante los dos años de tratamiento farmacológico aproximadamente la mitad de los casos se distribuyeron en ambos categorías, permaneciendo 47 asmáticos para un 53.4% utilizando medicación de rescate, obteniéndose resultados estadísticamente significativos con p < 0.05.

Al realizar la comparación con resultados obtenidos por otros autores encontramos coincidencia, así Muñoz López y Pedemonte Marco,[26] señalan una disminución significativa en la utilización de fármacos de alivio en aquellos individuos que recibieron inmunoterapia con ácaros y pólenes que en los que recibieron placebo, así mismo, los que fueron tratados con principio activo tuvieron menos necesidad de aumentar la medicación que tomaban de base. Otros trabajos como los de Lorente Toledano, Laffond, Moreno y Dávila,[67] en Salamanca, España, revelan reducción significativa en las necesidades de medicación durante y posterior al tratamiento con inmunoterapia.

Tabla 9. Distribución de pacientes asmáticos persistentes e inmunoterapia sublingual según utilización de medicación de rescate

Medicación de rescate	GRUPO ESTUDIO				GRUPO CONTROL			
	NO	**%**			**NO**	**%**		
	INICIO		**1 AÑO**		**INICIO**		**1 AÑO**	
No utiliza	0	0	**37**	**84.1**	0	0	41	46.6
Utiliza	44	100	7	15.9	88	100	47	53.4
TOTAL	**44**	**100**	**44**	**100**	**88**	**100**	**88**	**100**

p < 0.05

Al analizar la tabla 10 que muestra la distribución de pacientes según ahorro de corticoesteroides inhalados, vemos en el grupo estudio que la mayoría de los pacientes se ubicaron en el apartado 3, con 28 casos que utilizaban la dosis mínima de fluticasona para un 63.6 % y 4 asmáticos usaban la dosis máxima de los mismos, para un 9.1%, solamente 7 pacientes (15.9%) no usaban los esteroides inhalados como tratamiento controlador del Asma Bronquial.

A los dos años del tratamiento con inmunoterapia sublingual con ácaros, se mantuvieron exclusivamente 2 pacientes distribuidos en los apartados 1 y 2, con elevadas dosis de esteroides inhalados, para el 2.3 %; situándose la mayor parte de nuestros casos en el apartado 4, sin utilización de medicación controladora, 37 casos para un 84.0 %.

En el grupo control sin embargo, en el apartado 4, de 18 pacientes inicialmente (20.5 %) se incrementó a 23 (26.1 %), recuperándose 5 casos únicamente que no utilizaron fluticasona spray, en este grupo no se incrementaron los casos con dosis máxima de la medicación, 11 (12.5 %) al inicio y al año 5 casos para un 5.7 %. Al aplicar el test de significación estadística obtuvimos resultados estadísticamente significativos.

Comparativamente en estudios realizados encontramos que en otras latitudes como el continente Asiático también es utilizada la inmunoterapia sublingual, así en julio del 2010 se publicaron los resultados de un estudio clínico en Fase III realizado en China que ha demostrado la eficacia y seguridad de la inmunoterapia sublingual con alérgenos (Staloral® 300)[3] en adultos con asma provocada por los ácaros del polvo doméstico.

Estudios similares han sido publicados por Ross y colaboradores que plantearon que existía una reducción de los marcadores de síntomas de asma y consumo de fármacos.[66] Coincidiendo con estos resultados podemos citar a otros autores como Abramson y colaboradores,[5, 6, 7] Wilson DR, Torres Lima y Durham,[13, 14] Maurizio Marogna y colaboradores.[25]

Tabla 10. Distribución de pacientes asmáticos persistentes e inmunoterapia sublingual según ahorro de corticoesteroides inhalados

Ahorro de corticoesteroides	GRUPO ESTUDIO				GRUPO CONTROL			
	NO	**%**			**NO**	**%**		
	INICIO	**1 AÑO**			**INICIO**	**1 AÑO**		
Apartado 1	4	9.1	**1**	**2.3**	11	12.5	5	5.7
Apartado 2	5	11.4	1	2.3	23	26.1	15	17.1
Apartado 3	28	63.6	5	11.4	36	40.9	45	51.1
Apartado 4	7	15.9	**37**	**84.0**	18	20.5	23	26.1
TOTAL	**44**	**100**	**44**	**100**	**88**	**100**	**88**	**100**

p < 0.05

En la tabla 11 se muestra la distribución de pacientes según niveles de inmunoglobulina E, en el grupo estudio inicialmente 24 de los pacientes presentaron niveles adecuados del anticuerpo para un 54.5 %, y 20 casos (45.5 %) los presentaban por encima de 150 UI/ ml; al año del tratamiento únicamente 2 casos se incorporaron al grupo con cifras adecuadas de inmunoglobulina E, con 26 pacientes para un 59.1 %, manteniéndose 18 con niveles inadecuados para un 40.9 %.

En el grupo control, el comportamiento de esta variable es muy similar al grupo estudio, con escasa variabilidad en el inicio y el año de tratamiento farmacológico. El análisis del Ji Cuadrado no fue estadísticamente significativo.

Cuando comparamos los resultados obtenidos con la bibliografía consultada, observamos que los niveles de anticuerpos y específicamente la inmunoglobulina E, no se modifican a corto plazo con la inmunoterapia sublingual sino con tratamientos por más de tres años, así podemos citar a Maldonado y colaboradores [34] , César Martín Bózzola [27], Wurcel V. [24] y otros autores, que coincidieron con nuestros resultados, desde nuestro punto de vista en nuestro estudio estos resultados se corresponden con el corto tiempo que se utilizó la alternativa terapéutica.

Tabla 11. Distribución de pacientes asmáticos persistentes e inmunoterapia sublingual según niveles de IgE

Niveles IgE	GRUPO ESTUDIO				GRUPO CONTROL			
	NO	%			NO	%		
	INICIO		1 AÑO		INICIO		1 AÑO	
Adecuados	24	54.5	**26**	**59.1**	49	55.6	46	52.3
Inadecuados	20	45.5	18	40.9	39	44.4	42	47.7
TOTAL	44	100	44	100	88	100	88	100

p > 0.05

En la tabla 12 relacionamos los eosinófilos nasales como indicador de la respuesta inflamatoria local, obtuvimos que al iniciar el estudio la mayoría de los casos se ubicaron en el grupo con aumento del número de los eosinófilos nasales para 23 pacientes lo que representó el 52.3 %, luego de 24 meses recibiendo la inmunoterapia sublingual solamente permaneció en este grupo 1 paciente para el 2.3 %, elevándose a 40 casos que presentaron reducción del número de eosinófilos, para el 90.9 %.

En el grupo control se constató disminución en las cifras de eosinófilos nasales, pero menos significativo, así de 21 casos (23.8 %) al comenzar la investigación, 30 pacientes se añadieron al grupo con el número de eosinófilos en citología nasal normales o con reducción en el porciento encontrado al inicio del estudio, permanecieron con aumento de eosinófilos nasales 15 pacientes para el 17.1 %. El resultado fue estadísticamente significativo para ambos grupos.

Se considera que la inflamación en el paciente asmático permanece como una característica constante y afecta todas las vías respiratorias incluyendo la nariz (GINA), [19] por lo que consideramos de vital importancia evaluar en nuestro estudio el comportamiento de las cifras de eosinófilos mediante el frotis nasal.

Estudios realizados por Abramson, Puy y Weiner,[6] en el 2008 muestran resultados similares a los que obtuvimos en nuestro estudio, con reducción importante de los eosinófilos nasales.

Se han realizado estudios que miden parámetros de respuesta inflamatoria en pacientes sometidos a inmunoterapia sublingual, por Muñoz López y Pedemonte Marco,[21] que encontraron que no hubo modificación en la eosinofilia nasal pero sí disminución de los síntomas nasales y bronquiales en los grupos estudiados, no coincidiendo con los resultados obtenidos en nuestro estudio.

Tabla 12. Distribución de pacientes asmáticos persistentes e inmunoterapia sublingual según respuesta inflamatoria local mediada por eosinófilos nasales.

Eosinófilos nasales	GRUPO ESTUDIO				GRUPO CONTROL			
	NO	%			NO	%		
	INICIO		1 AÑO		INICIO		1 AÑO	
Reducción	10	22.7	**40**	**90.9**	21	23.8	51	57.9
Mantenimiento	11	25.0	3	6.8	20	22.7	22	25.0
Aumento	23	52.3	**1**	**2.3**	47	53.5	15	17.1
TOTAL	**44**	**100**	**44**	**100**	**88**	**100**	**88**	**100**

p < 0.05

La tabla 13 nos muestra las reacciones adversas a la inmunoterapia sublingual presentadas en el transcurso de la investigación en el grupo estudio; las mismas se presentaron en 4 casos solamente para un 9.1 %, las mismas fueron reacciones adversas locales ligeras, dadas por tres casos con prurito oral y un caso con náuseas que desaparecieron espontáneamente antes de los treinta minutos, y no implicaron cambios en la pauta de tratamiento. No se presentaron reacciones adversas sistémicas. El resultado fue estadísticamente significativo con p < 0.05.

Resultados similares han sido publicados por varios autores, que reportan escasas reacciones adversas con la aplicación de la inmunoterapia sublingual, no existen trabajos que reporten reacciones adversas sistémicas en esta variante de tratamiento. Se relacionan las investigaciones de Velarde Domínguez y Talavera Hernández,[1, 3, 4] Maurizio Marogna, Muñoz López y Pedemonte Marco, y otros.[23-26, 44-47]

Tabla 13. Distribución de pacientes asmáticos persistentes e inmunoterapia sublingual según Reacciones adversas.

Reacciones adversas	No.	%
PRESENTES	4	9.1
AUSENTES	**40**	**90.9**
TOTAL	44	100

p < 0.05

En la Tabla 14 se refleja la evolución final de los pacientes, en el grupo estudio evolucionaron favorablemente 30 pacientes para un 68.2 % y en el grupo control 32 casos para un 36.4 %; con una evolución desfavorable en el grupo estudio encontramos 14 casos que no reunieron 6 o más de los criterios establecidos para la efectividad, y en el grupo control más de la mitad para un 63.6 % presentaron una evolución desfavorable. Resultados estadísticamente significativos.

Al consultar la bibliografía, encontramos que en varios metaanálisis y estudios doble ciego controlados con placebo los resultados han sido similares, concluyendo que la inmunoterapia sublingual es una alternativa eficaz en el tratamiento del asma bronquial, por los beneficios tanto a corto como a largo plazo obtenidos con la misma; emanan efectos en la disminución de la medicación controladora y de las exacerbaciones, disminuye el puntaje de los síntomas asmáticos, menos exacerbaciones, con disminución en las ausencias laborales por razón de la enfermedad, y excepcionales reacciones adversas locales, no reportándose efectos adversos sistémicos; considerada un tratamiento eficaz, viable que modifica el curso natural de las enfermedades alérgicas.[23-27, 34, 40, 44, 46, 47,50-53, 58]

Tabla 14. Distribución de pacientes asmáticos persistentes e inmunoterapia sublingual según evolución de los pacientes

Evolución de los pacientes	Grupo Estudio		Grupo Control	
	No.	%	No.	%
Favorable	30	68.2	32	36.4
Desfavorable	14	31.8	56	63.6
Total	44	100	88	100

$p < 0.05$

Los resultados de nuestra investigación fundamentan que la Inmunoterapia sublingual ha representado una alternativa para el seguimiento y control del paciente asmático, emerge como la mejor opción a la vista de la persistencia del beneficio clínico, hace unos quince años solo había pocos datos sobre su efecto duradero.

Hoy precisamente gracias a la ciencia hay otras evidencias que nos hacen considerarla como una potente herramienta para el abordaje de una de las enfermedades que por su prevalencia mundial representa un verdadero reto para las ciencias médicas, lograr un control oportuno que asegure calidad de vida acorde a las necesidades cambiantes de un mundo asediado por varios conflictos nos motiva a seguir profundizando en su estudio.

CONCLUSIONES

En la investigación realizada se identificaron variaciones favorables en la efectividad de la inmunoterapia sublingual alérgeno específica con ácaros en pacientes asmáticos persistentes leves y moderados durante dos años de tratamiento, que respondieron a disminución en la sintomatología, reducción de las visitas a servicios de urgencias, menor utilización de medicación de rescate y controladora, solamente se reportan reacciones adversas locales, lo que influyó de manera positiva en el control y mejoramiento de la calidad de vida de estos pacientes.

RECOMENDACIONES

Dar continuidad a la investigación para identificar variaciones en la efectividad de la inmunoterapia a largo plazo.

REFERENCIAS BIBLIOGRÁFICAS

1.- Velarde Domínguez T, Talavera Hernández O, Sánchez Santa AJ, Madrigal Mendoza LF. Eficacia clínica y seguridad de la inmunoterapia sublingual con extractos estandarizados en el tratamiento del asma alérgica ocasionada por dermatophagoides en población mexicana pediátrica. Alergología Viltual [documento en línea] 2001 [citado en enero de 2024]; Disponible en: http://www.alergovirtual.org.ar/trabajoslibres/23.htm/2001/01/15/

2. - Hankin CS, Cox L, Lang D, Levin A, Gross G, Eavy G, Meltzer E, Burgoyne D, Bronstone A, Wang Z. Allergy immunotherapy among Medicaid – enrolled children with allegic rhinitis: Patterns of care, resource use, and costs. J Allergy Clin Immunol [artículo en Internet] 2008 [citado en enero de 2024]; 121: 227-32. Disponible en: https://pubmed.ncbi.nlm.nih.gov/18206509/

3.-Pepys J. Atopy, In: Gill P, Coombs RRA, Lachman PJ (eds) Clinical aspects of immunology [artículo en Internet] 1975 [citado en enero de 2024]; 8887-902 Blackwell Scientific. Disponible en: https://www.seaic.org/wp-content/uploads/2019/07/gell_coombs_clinical_immunology_1968_seaic.pdf

4.-Abramson MJ, Puy R M, Weiner JM. Is allergen specific immunotherapy effective in asthma. A meta-analysis of randomized controlled trials. Am J Respir Care Med [artículo en Internet] 1995 [citado en enero de 2024]; 151:969-974. Disponible en: https://pubmed.ncbi.nlm.nih.gov/7697274/

5.-Abramson M J, Puy RM, Weiner JM. Allergen specific immunotherapy for asthma. In the Cochrane Lybrary Review; issue 4: [libro en línea] 2010 [citado en enero de 2024]; Oxford. Disponible en: https://www.cochranelibrary.com/cdsr/doi/10.1002/14651858.CD001186.pub2/abstract

6.-Ishizaka K, Ishizaka T. Identification of gamma- E antibodies as carrier of reaginic antibody. J Immunol [artículo en Internet] 1967 [citado en enero de2024]; 99:1187. Disponible en: https://pubmed.ncbi.nlm.nih.gov/4168663/

7.-Águila de la Coba R. Historia de la inmunoterapia en Cuba. [Varadero 18 – 22 de Abril del 2009]. Congreso Internacional Cuba Alergia 2009. [citado en enero de 2024]. Disponible en: https://uvscuba.sld.cu/detalles-del-recurso/eventos/1022

8.-Pérez PML, García DA, Sabina DA, Vega GM, Macías CV. Sensibilización a diferentes tipos de ácaros en pacientes adultos. Rev. Cubana Med. [artículo en

Internet] 2002 [citado en enero de 2024]; 41(2): 75-8. Disponible en: http://scielo.sld.cu/scielo.php?script=sci_arttext&pid=S0034-75232002000200002

9.-Duce Gracia DF. Tests epicutáneos para el diagnóstico de alergia. Atlas de Alergia e Inmunología Clínica. [documento en línea] 2000 [citado en enero de 2024]; VIII: 101-105. Disponible en: https://www.cun.es/enfermedades-tratamientos/pruebas-diagnosticas/pruebas-alergia-cutaneas

10.- Rodríguez SO. Inmunoterapia sublingual en rinitis alérgica y asma en niños de dos a 5 años sensibilizados con ácaros. Rev. Alerg. México. [artículo en Internet] 2008 [citado en enero de 2024];55(2):71-75. Disponible en: http://scielo.sld.cu/scielo.php?script=sci_arttext&pid=S1025-028X2015000200005

11.- Rodríguez Santos O, Rodríguez VM. Asma bronquial en niños. Inmunoterapia sublingual con Dermatophagoides pteronyssinus como alternativa de tratamiento. Ciencia Pediatrika. 2005; 25(6):18-21. Disponible en: https://pesquisa.bvsalud.org/portal/resource/pt/ibc-041195

12.-Wilson DR, Torres Lima M, Durham SR. Sublingual immunotherapy for allergic rhinitis (Cochrane Review). In: The Cochrane Library, Issue 3, [document en línea] 2010 [citado en enero de 2024]. Oxford: Update Software. Disponible en: https://www.cochranelibrary.com/cdsr/doi/10.1002/14651858.CD002893.pub2/abstract

13.-Wilson DR, Torres Lima M, Durham SR. Inmunoterapia sublingual para la rinitis alérgica (Revisión Cochrane traducida). En: La Biblioteca Cochrane Plus, número 4, [documento en línea] 2006 [citado en enero de 2024]; Oxford. Disponible en: https://www.cochranelibrary.com/es/

14.-Risci CD, Ardusso LRF. Prevalencia de sensibilidad a aeroalérgenos en Córdova. Arch Arg Alergia Inmunol Clin [artículo en Internet] 2003 [citado en enero de 2024]; 23(4): 32-44. Disponible en: http://scielo.sld.cu/scielo.php?script=sci_arttext&pid=S1025-02552004000100008

15.-Lund L, Henmar H, Würtzen PA, Lund G, Hjortskov N, Larsen JN. Comparison of allergenicity and immunogenic of an intact allergen vaccine and commercially available allergoid products for birch pollen immunotherapy. Clin

Exp Allergy. [artículo en Internet] 2007 [citado en enero de 2024]; 37(4):56471. Disponible en: https://pubmed.ncbi.nlm.nih.gov/17430354/

16.-O'Hehir RE, Sandrini A, Anderson GP, Rolland JM. Sublingual allergen immunotherapy: immunological mechanisms and prospects for refined vaccine preparation. Curr Med Chem. [artículo en Internet] 2007 [citado en enero de 2024]; 14(21):223544. Disponible en: https://pubmed.ncbi.nlm.nih.gov/17896972/

17.-Enfermedades alérgicas: Epidemiología y Marcha Alérgica. [documento en línea] 2007 [citado en enero de 2024]; Disponible en: http://www.scai.cl//

18.-Gina: Estrategia Global para el manejo y prevención del asma. [Monografía en Internet].Ontario; 2006:77-8. [Citado: 26 dic 2010]. Disponible en: http://www.ginasthama.org.

19.-Stone AH, García CR, López GA, Barragán MM, Sánchez CG. Asma Infantil: Guías para su diagnóstico y tratamiento. [documento en línea] 2005 [citado en enero de 2024];14(1) 2005; 18-36. Disponible en: https://www.medigraphic.com/pdfs/alergia/al-2005/al051d.pdf

20.-Muñoz LF, Pedemonte MC. Inmunoterapia: Mecanismos de acción, indicaciones y beneficios. Protocolos diagnósticos y terapéuticos en Pediatría. Inmunol. Clín. y Alerg. [artículo en Internet] 2005 [citado en enero de 2024];12(6); 127- 135. Disponible en: https://www.aeped.es/sites/default/files/documentos/06_inmunoterapia_especifi ca.pdf

21.-Castro AR, Álvarez CM, Ronquillo DM, Rodríguez CJ, García GI, González LM, Enríquez DI, Labrada RA y cols. Sensibilización a tres especies de ácaros en pacientes alérgicos de la zona costera de la ciudad de La Habana. Revista Alergia México [artículo en Internet] 2009 [citado en enero de 2024]; 56(2):31- 35. Disponible en: https://www.researchgate.net/publication/239579191_Sensibilizacion_a_tres_es pecies_de_acaros_en_pacientes_alergicos_de_la_zona_costera_de_la_ciudad _de_La_Habana

22.-Bedolla BM, Hernández CD. Sensibilización a aeroalergenos en sujetos con rinitis alérgica que viven en la zona metropolitana de Guadalajara, México. Revista Alergia México [artículo en Internet] 2010 [citado en enero de

2024];57(2):50-56. Disponible en: https://www.revistaalergia.mx/ojs/index.php/ram/article/view/634/1189

23.-Frew AJ. Sublingual immunotherapy. N Engl J Med. [artículo en Internet] 2008 [citado en enero de 2024]; May 22; 358(21):2259-64. Disponible en: https://www.nejm.org/doi/full/10.1056/NEJMct0708337

24.-Wurcel V. Eficacia y seguridad de la inmunoterapia en el tratamiento del asma y alergia. Evid. actual práct ambul. [artículo en Internet] 2004 [citado en enero de 2024]; 7:186-187. Disponible en: https://pesquisa.bvsalud.org/portal/resource/pt/lil-516188

25.- Marogna M, et al. Inmunoterapia sublingual para asma y rinitis alérgica. JACI [artículo en Internet] 2010 [citado en enero de 2024]; 126:969-75. Disponible en: https://flaviomaticorena.wordpress.com/2011/01/25/inmunoterapia-sublingual-para-asma-y-rinitis-alergica/

26.- Muñoz López C. Pedemonte Marco. Inmunoterapia: mecanismos de acción, indicaciones y beneficios: Inmunología clínica y alergología. Protocolos diagnósticos y terapéuticos en pediatría. [documento en línea] 2006 [citado en enero de 2024]; 12: 127- 136. Disponible en: https://dialnet.unirioja.es/servlet/libro?codigo=942586

27.- César Martín Bózzola. Inmunoterapia de las enfermedades alérgicas en Pediatría. Archivos de Alergia e Inmunología Clínica. [artículo en Internet] 2004 [citado en enero de 2024]; 35; 1: 5-10. Disponible en: https://www.researchgate.net/publication/270592172_Inmunoterapia_de_las_en fermedades_alergicas_en_Pediatria_Inmunotherapy_in_pediatric_allergic_dise ases

28.-Weinstein MC, Stason WB. Foundations of cost-effectiveness analysis for health and medical practices. N Engl J Med [artículo en Internet] 1977 [citado en enero de 2024];296 (13):716-21. Disponible en: https://pubmed.ncbi.nlm.nih.gov/402576/

29.-Weiss KB, Sullivan SD. The economic costs of asthma: a review and conceptual model. Pharmacoeconomics [artículo en Internet] 1993 [citado en enero de 2024];4 (1):14-30. Disponible en: https://pubmed.ncbi.nlm.nih.gov/10146965/

30.- Carrol L. Action asthma: the occurrence and cost of asthma. West Sussex, United Kingdom: Cambridge Medical Publications; [document en línea] 1990.[citado en enero de 2024] Disponible en: https://www.immunology.theclinics.com/article/S0889-8561(05)70276-9/abstract

31.-Novak N, Bieber T, Allam J-P. Immunological mechanisms of sublingual allergen-specific immunotherapy. Allergy [artículo en Internet] 2011 [citado en enero de 2024]; Disponible en: https://doi.10.1111/j.1398-9995.2010.02535.

32.-Novak N, Haberstok J, Bieber T, Allam JP. The immune privilege of the oral mucosa. Trends Mol Med [artículo en Internet] 2008 [citado en enero de 2024];14: 191–198. Disponible en: https://pubmed.ncbi.nlm.nih.gov/18396104/

33.- Herrera Suárez A, Carreño Rolando IE, Camacho Sosa K, Santiesteban Álvarez E, Morales Fuentes MA. Santos. Historia e indicaciones de la inmunoterapia. Salud pública. [documento en línea] 2007 [citado en enero de 2024]; 49: 218-321. Disponible en: https://revmedicaelectronica.sld.cu/index.php/rme/article/view/3234/html_701

34.-Maldonado Pérez JA, et al. Inmunoterapia y asma. Neumosur [artículo en Internet] 2006 [citado en enero de 2024]; 18, 4: 212-224. Disponible en: https://www.rev-esp-patol-torac.com/files/publicaciones/Revistas/2006/NS2006.18.4.A05.pdf

35.-Rodríguez AA, Cué MB. Comportamiento del asma bronquial en Cuba e importancia de la prevención de las enfermedades alérgicas en infantes. Rev. Cubana Med. Gen. Integr. [artículo en Internet] 2006 [citado en enero de 2024]; 22 (1). Disponible en: http://scielo.sld.cu/scielo.php?script=sci_arttext&pid=S0864-21252006000100013

36.-Lyons AS, Petrucelli RJ. Historia de la Medicina. [libro en línea] 1987 [citado en enero de 2024]; Barcelona: Ediciones Doyma. Disponible en: https://www.iberlibro.com/buscar-libro/titulo/historia-de-la-medicina/autor/lyons-albert-s-petrucelli-joseph/

37.-Sánchez de la Vega W, Sánchez de la Vega E. De la Alergia Clínica a la Alergología Molecular: Concisa historia de 100 años. Archivos de Alergia e Inmunología clínica. [artículo en Internet] 2007 [citado en enero de 2024]; 38(3): 91-106. Disponible en:

http://adm.meducatium.com.ar/contenido/articulos/9400910106_620/pdf/94009
10106.pdf

38.-Díaz RA, Fabré ODE, Coutin MG, Gonzáles MT. Sensibilización a ácaros. Relación con enfermedades atópicas en escolares de San Antonio de los Baños. Rev. Alerg. Mex. [artículo en Internet] 2009 [citado en enero de 2024]; 56(3):80-5. Disponible en: https://www.researchgate.net/publication/267260571_Sensibilizacion_a_acaros _Relacion_con_enfermedades_atopicas_en_escolares_de_San_Antonio_de_lo s_Banos

39.-Talesnik GE, Hoyos BR. Nueva nomenclatura de las enfermedades alérgicas. Su aplicación a la práctica pediátrica. Revista chilena de pediatría. [artículo en Internet] 2006 [citado en enero de 2024]; 77 (3); 239-46. Disponible en: http://www.scielo.cl/scielo.php?script=sci_arttext&pid=S0370-41062006000300002

40.- Labrada Rosado A. Desarrollo a ciclo completo de las primeras vacunas estandarizadas de alergenos de ácaros para la inmunoterapia del asma en Cuba. [Tesis en línea]. Trabajo para optar al grado científico de Dr. en Ciencias de la salud. La Habana; 2008. [Citado: 18 ene 2011]. Disponible en: http://tesis.repo.sld.cu/145.

41.-González M, Castro RL, Labrada A, Navarro B, Álvarez M, García I. Prevalencia de la sensibilización a tres ácaros domésticos en la población infantil alérgica de un consultorio médico .Ciudad de La Habana, ene.-abr. 2005. Rev Cubana Med Gen Integr. [artículo en Internet] 2005 [citado en enero de 2024];21(1-2). Disponible en: http://www.infomed.cu

42.- Negrín Villavicencio JA. Asma Bronquial, Aspectos básicos para un tratamiento integral según etapa clínica. La Habana: Editorial Ciencias Médicas; [libro en línea] 2004 [citado en enero de 2024]; 1:1. Disponible en: http://www.ecimed.sld.cu/2004/12/01/asma-bronquial-aspectos-basicos-para-un-tratamiento-integral-segun-la-etapa-clinica-primera-edicion/

43.-Dávila HJ, Alfaro CJ, Brenes DA. Guías para la detección diagnóstico y tratamiento del asma bronquial en la edad adulta y adulta mayor en el primer nivel de atención. San José, Costa Rica. Caja Costarricense del seguro social; [artículo en Internet] 2006 [citado en enero de 2024]; (1-12) 5-17. Disponible en: https://www.binasss.sa.cr/protocolos/asma.pdf

44.-Hernández UF, Castillo GJ, Cabello RF, Ayerbe GR, Sánchez Armengol MA, Ortega Ruíz F. Inmunoterapia en el asma bronquial sensible a ácaros. Estudio de eficacia. Neumosur [artículo en Internet] 1993. [citado en enero de 2024];vol.5, (2); Septiembre. Disponible en: https://dialnet.unirioja.es/servlet/articulo?codigo=7419617

45.-Lockey RF, Nicoara-Kasti GL, Theodoropoulos DS, Bukantz SC. Systemic reactions and fatalities associated with allergen immunotherapy. Ann Allergy Asthma Immunol [artículo en Internet] 2001 [citado en enero de 2024], 87(suppl 1):47-55. Disponible en: https://pubmed.ncbi.nlm.nih.gov/11476476/

46.-Canonica GW, Passalacqua G. Noninjection routes for immunotherapy. J Allergy Clin Immunol [artículo en Internet] 2003 [citado en enero de 2024], 111:437-48. PubMed Abstract. Disponible en: https://pubmed.ncbi.nlm.nih.gov/12642818/

47.-Wilson DR, Torres-Lima M, Durham S: Sublingual immunotherapy for allergic rhinitis: systematic review and meta-analysis. *Allergy* 2005, 60:4-12.

48.-Shekelle PG, Woolf SH, Eccles M, Grimshaw J: Clinical guidelines: developing guidelines. *BMJ* 1999, 318:593-96.

49.-Wilson D, Torres-Lima M, Durham S: Sublingual immunotherapy for allergic rhinitis. Cochrane Database of Systematic Reviews [artículo en Internet] 2003 [citado en enero de 2024],(2):CD002893. Disponible en: https://doi.10.1002/14651858.CD002893

50.-Sopo SM, Macchiaolo M, Zorzi G, Tripodi S. Sublingual immunotherapy in asthma and rhinoconjunctivitis: systematic review of paediatric literature. Arch Dis Child [artículo en Internet] 2004 [citado en enero de 2024], 89:620-4. Disponible en: https://adc.bmj.com/content/89/7/620

51.-Olaguibel JM, Alvarez Puebla MJ. Efficacy of sublingual allergy vaccination for respiratory allergy in children. Conclusions from one meta-analysis. J Investig Allergol Clin Immunol [artículo en Internet] 2005 [citado en enero de 2024], 15:9-16. Disponible en: https://pubmed.ncbi.nlm.nih.gov/15864877/

52.-Penagos M, Compalati E, Tarantini F, Passalacqua G, Canonica GW. Efficacy of sublingual immunotherapy in the treatment of allergic rhinitis in pediatric patients 3 to 18 years of age: a meta-analysis of randomized, placebo-controlled, double-blind trials. Ann Allergy Asthma Immunol [artículo en Internet]

2006 [citado en enero de 2024], 97:141-8. Disponible en: https://pubmed.ncbi.nlm.nih.gov/16937742/

53.-Penagos M, Passalacqua G, Compalati E, Baena-Cagnani CE, Orozco S, Pedroza A, et al. Meta-analysis of the efficacy of sublingual immunotherapy in the treatment of allergic asthma in pediatric patients, 3 to 18 years of age. Chest [artículo en la Internet] 2008 [citado en enero de 2024], 133:599-609. Disponible en: https://pubmed.ncbi.nlm.nih.gov/17951626/

54.-Roder E, Berger MY, de Groot H, van Wiik RG. Immunotherapy in children and adolescents with allergic rhinoconjunctivitis: a systematic review. Pediatr Allergy Immunol [artículo en Internet] 2008 [citado en enero de 2024], 19:197-207. Disponible en: https://www.ncbi.nlm.nih.gov/books/NBK75661/

55.-Corrigan CJ, Kettner J, Doemer C, Cromwell O. Eficacia y seguridad de inmunoterapia preestacional específica con un allergoid de polen de seis hierbas adsorbido en aluminio. La alergia. [artículo en Internet] 2005 [citado en enero de 2024]; El 60:801–807. Disponible en: http://www.scielo.org.mx/scielo.php?script=sci_arttext&pid=S2448-91902020000400309

56.-Lichtenstein LM, Marismeño DG. La eficacia y la seguridad de tratamiento del allergoid de largo plazo de ambrosía. La J Allergy Clin Immunol. [artículo en Internet] 1981 [citado en enero de 2024]; El 68:460–470. Disponible en: https://karger.com/kxn/article/4/2/58/824926/Inmunoterapia-con-alergenos-para-enfermedades

57.-Potter PC. Update 0n sublingual Immunotherapy; Ann Allergy Clin Immunol [artículo en Internet] 2006 [citado en enero de 2024]; 96, No. 2; Suppl 1: S22. Disponible en: https://pubmed.ncbi.nlm.nih.gov/16496508/

58.-Niederberger V, Horak F, Vrtala S, Spitzauer S, Krauth Montana, et al. La vacunación con alergenos genéticamente diseñados impide progresión de enfermedad alérgica. Proc Natl Acad Sci USA. [artículo en Internet] 2004 [citado en enero de 2024]; El 101:14677–14682. Disponible en: https://www.elsevier.es/es-revista-allergologia-et-immunopathologia-105-articulo-genetica-alergia-13003901

59.-Gefter Massachusett, et al. El tratamiento de alergia del gato con péptidos reactivos de la célula a T. Es J Respir Crit Care Med. [artículo en Internet] 1996 [citado en enero de 2024];El 154:1623–1628. Disponible en:

https://karger.com/kxn/article/4/2/58/824926/Inmunoterapia-con-alergenos-para-enfermedades

60.-Marcucci F, Sensi L, Frati F, Senna GE, Canonica, GW, Parmiani S, Passalacqua G. Sublingual tryptase and ECP in children treated with grass pollen sublingual immunotherapy (SLIT): safety and immunologic implications. Allergy [artículo en Internet] 2001 [citado en enero de 2024]; 56: 1091-5. Disponible en: https://pubmed.ncbi.nlm.nih.gov/11703225/

61.- A Drachenberg KJ, Wheeler AW, Stuebner P, Horak F. La alergia. [artículo en Internet] 2001 [citado en enero de 2024]; 56:498–505. Disponible en: https://pubmed.ncbi.nlm.nih.gov/11421893/

62.-Schroeder JT, Hamilton RG, Balcer-Whaley SL, Khattignavong AP, et al. Immunotherapy con una ambrosía Toll como receptor 9 la vacuna agonist para la rinitis alérgica. N Engl J Med. [artículo en Internet] 2006 [citado enenero de 2024]; El 355:1445–1455. Disponible en: https://www.nejm.org/doi/full/10.1056/NEJMoa052916

63.-Malling H, Weeke B. Inmunotherapy Position paper of the European Academy of Alergology and Clinicals Immunology. Allergy [artículo en Internet] 1993 [citado en enero de 2024]; 48, suppl 14. Disponible en: https://hub.eaaci.org/resources/position-papers/

64.-Malling H-J. Immunotherapy as an effective tool in allergy treatment. Allergy [artículo en Internet] 2008 [citado en enero de 2024]; 53:461-472. Disponible en: https://acaai.org/allergies/management-treatment/allergy-immunotherapy/#:~:text=Overview,which%20the%20person%20is%20allergic.

65.-Bousquet J, Lockey RF, Malling H-J. WHO Position Paper: Allergenimmunotherapy: Therapeutic vaccines for allergic diseases. Allergy [artículo en Internet] 1998 [citado en enero de 2024]; 53:1-49. Disponible en: https://www.jacionline.org/article/S0091-6749(98)70271-4/fulltext

66.-Ross RN, Nelson HS, Finegold I. Effectiveness of specific immunotherapyin the treatment of asthma: a meta-analysis of prospective, randomized, double-blind, placebo-controlled studies. ClinTher [artículo en Internet] 2000; 22:329-341. Disponible en: https://pubmed.ncbi.nlm.nih.gov/10963287/

67.- Lorente Toledano F, Laffond E, Moreno E, Dávila I. Vacunas Terapéuticas en Alergia Respiratoria. ¿Son efectivas? La Alergia Clin Exp. [artículo en Internet] 2006 [citado en enero de 2024]; El 22:34–54. Disponible en:

https://www.cun.es/enfermedades-tratamientos/tratamientos/inmunoterapia-alergologia

68.- Pérez Martín J. Inmunoterapia subcutánea alérgeno-específica en pacientes con asma y rinitis alérgica. Siglo XXI. Revista Alergia México [artículo en Internet] 2009 [citado en enero de 2024]; 56(2):27-29. Disponible en: http://www.scielo.org.mx/scielo.php?script=sci_arttext&pid=S2448-91902019000300301

69.- Martínez Jiménez NE, Aguilar Ángeles D., Rojas Ramos E. Prevalencia de la sensibilización a Blomia tropicalis y Dermatophagoides pteronyssinus, farinae y siboney en pacientes con rinitis o asma alérgica (o ambas) en una población de la zona metropolitana de la Ciudad de México. Revista Alergia México [artículo en Internet] 2010 [citado en enero de 2024]; 57(1):3-10. Disponible en: https://www.imbiomed.com.mx/articulo.php?id=62119

70.- Ferrer Alemán E. Inmunoterapia subcutánea con ácaros en pacientes alérgicos. [Tesis] Trabajo para optar por el título de especialista en primer grado en Alergología. Santiago de Cuba: Instituto Superior de Ciencias Médicas; 2011.

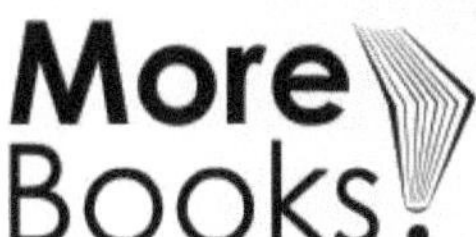

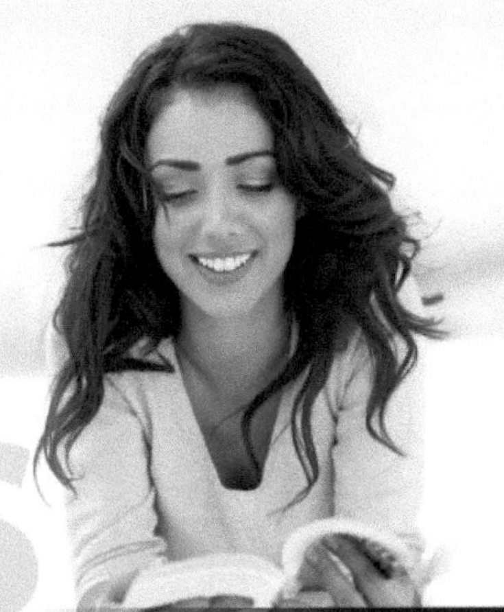

yes
I want morebooks!

Buy your books fast and straightforward online - at one of world's fastest growing online book stores! Environmentally sound due to Print-on-Demand technologies.

Buy your books online at
www.morebooks.shop

¡Compre sus libros rápido y directo en internet, en una de las librerías en línea con mayor crecimiento en el mundo! Producción que protege el medio ambiente a través de las tecnologías de impresión bajo demanda.

Compre sus libros online en
www.morebooks.shop

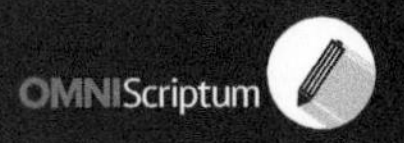